主　编　王杰宁

副主编　陈娇花　马慧芬　卜建晨

U0559340

梦大同

海市第七人民医院转型发展十年记

我知
故我行

 中国出版集团有限公司

 世界图书出版公司

上海　西安　北京　广州

图书在版编目（CIP）数据

筑梦大同：上海市第七人民医院转型发展十年记．
我知故我行 / 王杰宁总主编、分册主编．—上海：上
海世界图书出版公司，2023.6
ISBN 978-7-5232-0367-5

Ⅰ．①筑… Ⅱ．①王… Ⅲ．①中西医结合-医院-管
理-上海 Ⅳ．①R199.2

中国国家版本馆CIP数据核字（2023）第082686号

总主编简介

工杰宁，教授、研究员，博士生导师，上海市第七人民医院院长，上海中医药大学、上海市中医药研究院健康管理与产业发展研究所所长。

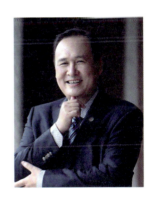

1986年毕业于第二军医大学军医系，先后获得医学学士、社会医学与卫生事业管理学硕士。曾任解放军309医院普外科医师；1989年调任第二军医大学附属长海医院医教部参谋、质量管理办公室主任；1996年任第二军医大学训练部临床管理处副处长、处长。2005年任浦东新区社会发展局卫生处副调研员、副处长；2010年任浦东新区卫生局中医药发展及科教处处长；2012年调任上海市第七人民医院院长。在七院任职期间，与医院党政班子一起，带领全院职工完成从一家二甲综合医院到三甲中西医结合医院的转型升级，并成为上海中医药大学附属医院。

现任中国康复医学会医康融合工作委员会主任委员；中国康复医学会健康管理专业委员会第一届委员会副主任委员；上海市中西医结合学会副会长；上海市中西医结合学会管理专业委员会主任委员。

《筑梦大同——上海市第七人民医院转型发展十年记》

组织委员会

名誉顾问　沈远东　郑　锦　张怀琼　孙晓明　范金成　李新明　李荣华

名誉主任　王　山　徐玉英

主　　任　王杰宁　成　就

副 主 任（按姓氏笔画排序）

　　　　　刁　枢　李　剑　林　研　夏　伟　高晓燕　盛　丰

委　　员（按姓氏笔画排序）

　　　　　马慧芬　叶　颖　邸英莲　陈　奇　陈　铭　陈娇花　金　珠

　　　　　金咏梅　姚晓阳　益雯艳　黄　凯

编写委员会

名誉总主编　徐建光　胡鸿毅　白　云

总 主 编　王杰宁

副总主编　林　研　李　剑　夏　伟　叶　颖　马慧芬　陈娇花　卜建晨

　　　　　王　晨　陈桂君　司春杰　邵红梅　李一飞　张语嫣

编　　　委（按姓氏笔画排序）

　　　　　王　枫　庄　承　庄少伟　刘胜珍　刘甜甜　孙建明　李　宇

　　　　　李四波　李林霞　李莎莎　李晓华　吴绪波　邸英莲　宋　旭

　　　　　张红文　张晓丹　陆志成　陈　奇　陈　铭　陈挺松　范　伟

　　　　　林功晟　金　珠　金咏梅　周　颖　赵　滨　姚晓阳　徐　顺

　　　　　徐震宇　益雯艳　黄　凯　曹　凤　盖　云　韩文均　谢　斐

　　　　　雷　鸣　路建饶　翟晓翔　颜红柱

《我知故我行》编委会

主　　编　王杰宁

副 主 编　陈娇花　马慧芬　卜建晨

编写人员（按姓氏笔画排序）

卜建晨　马慧芬　王杰宁　叶　颖　刘甜甜

李莎莎　吴绪波　邸英莲　张红文　陈　奇

陈　铭　陈娇花　林功晟　金　珠　金咏梅

周欢霞　姚晓阳　益雯艳　黄　凯　曹　凤

谢　斐

总序

在漫漫历史长河里，十年只是弹指一瞬。但对于中国来说，过去十年是党和国家事业发展进程中极不寻常、极不平凡的十年。十年中，我国的经济实力、科技实力、综合国力跃上新台阶，民生福祉达到了新水平，已建成世界上规模最大的教育体系、社会保障体系和医疗卫生体系。党的十八大以来，国家对卫生与健康工作给予了高度重视，积极统筹规划，不断完善卫生健康政策，深化医药卫生体制改革，提升医疗卫生服务质量。国家战略与人民需求高度统一，顶层设计与基层力量互动推进，将"健康中国"建设引向了新高度。推进"健康中国"战略，传承创新发展中医药，是新时代医疗卫生工作的基本方针。在"健康中国"行动中，为满足人民群众多层次、多样化的健康服务需求，中医"治未病"的独特优势和重要作用不可或缺，围绕全生命周期维护、重点人群健康管理、重大疾病防治，以及普及中医药健康知识，实施中西医综合防控，发展中医药事业被摆在了前所未有的高度。国家不仅制订了中医药发展规划，而且实施了中医药传承创新工程，中医药事业展现出蓬勃的发展生机，中医药作用得到进一步彰显。

为推动中医药事业的改革发展，"十二五"期间国家中医药管理局批准设立"上海浦东国家中医药综合改革试验区"。上海市浦东新区在强化中医药医疗服务和产业化体系建设、推动中医药服务能力提升、优化产学研一体化建设方面开展了许多有益的改革探索。按照国家中医药发展的要求，上海市及浦东新区对上海市第七人民医院的建设和发展制订了规划，予以积极支持。2011年，上海市浦东新区人民政府发布《浦东新区中医药事业发展"十二五"规划》，明确在浦东新区区域医疗机构的整体布局中，将上海市第七人民医院建设成为三级中西医结合医院，上海市及浦东新区支持七院成为上海中医药大学附属医院。当时，本书的总主编王杰宁同志担任浦东新区卫生局中医药发展及科教处处长，参与了"十二五"规划的设计；2012年4月，他从设计者转变成建设者，正式担任上海市第七人民医院院长。在院党委的支持下，他带领全体员工在短短一年间完成了由综合医院转型为中西医结合医院、二级甲等医院升级为三级甲等医院的历史任务。七院的发展获得新机遇，自此进入快速提升期。2015年，七院又成功成为上海中医药大学附属医院。

在王杰宁院长的带领下，七院人团结一致，齐心协力，七院顺利通过国家三级甲等中西医结合医院评审，医疗、科研、教学工作迈上新台阶，交出了一份医院高质量可持续发展的优秀答卷。七院综合实力不断提升，连续5年登上全国中医医院百强榜；国家公立医院绩效考核成绩逐年提高，2021年度全国中西医结合医院"国考"排名第三，总体评级"A+"，其中，医疗质量维度和持续发展维度得分高于全国同级同类医院得分均值。同时，七院的发展形成了一套独具特色的从二级综合医院转型发展成为三级中西医结合医院的系列经验，这是一个可推广的实例示范，也是国家中医药改革试验区在浦东新区创新发展的重要成果之一。

虎年岁末，我非常欣喜地收到这一套4册的《筑梦大同——上海市第七人民医院转型发展十年记》书稿，它全面总结了七院这一段难忘的发展历程。十年间，七院努力探索一条具有浦东特色的中国中西医结合医院转型发展之路；创新和凝练出"大健康、大康复、大智慧"的发展理念，并形成了全院学科发展共识；构建了"六部五中心"的学科梯次发展格局；建立了"三星"人才及后备干部有序衔接的医学人才培养体系；通过发扬医康融合学科特色和建立健康管理研究所，推动了研究型医院建设的创新高度；医院定位于上海中医药大学附属医院，提级升能，教学相长，成效显著；注重中医内涵建设和运营管理，医院综合实力不断提升，走出了质量效益可持续发展道路；"患者信赖，员工幸福，社会责任"的医院文化理念深入人心。书稿还分享了七院愿景目标的制订，做强中医特色、实现跨越式发展的建设思路和经验。书稿内既有严谨认真的改革思考、重压之下的努力坚韧，也有风趣幽默的文化生活，读来令人振奋，又不乏趣味。

这十年，不仅是一家医院追赶超越的十年，也是一位优秀的医院管理者带领全院医务工作者，怀揣守护人民健康的医者初心，共同奋斗，跬步积累的十年。

栉风沐雨，薪火相传；踔厉奋发，笃行不怠。传承创新发展中医药事业，注重用现代科学解读中医药学原理，走中西医结合道路，践行中国式现代化的要求，是时代赋予当代中医药人的使命和责任。面对社会老龄化和重大突发传染病的挑战，期望七院能够继续夯实医教协同、科教—产教融合的现代化研究型医院建设，创新全生命周期和全疾病过程的中医药研究，培养和打造一流的中西医结合临床人才队伍，在推进中医药现代化和国际化的进程中做出新贡献，实现新跨越！

祝愿坐落于浦东新区大同路上的上海市第七人民医院，秉持初心，步稳行远，匠心筑梦，再创辉煌！

陈凯先

中国科学院　院士

上海中医药大学　原校长

2023 年 1 月

序

"我思故我在"是法国哲学家勒内·笛卡尔的标志性命题，意思是："我唯一可以确定的事就是我自己思想的存在，因为当我怀疑其他时，我无法同时怀疑我本身的思想。"我曾经回顾自己的整个职业生涯，以《我思故我在》为题，撰写过我的人生总结。

杰宁是我在第二军医大学工作时发掘的好苗子，犹记得那时候他还很稚嫩，迎风成长，云程发轫，这30多年来，杰宁取得的成就，让我倍加感慨。

杰宁说，自己在上海市第七人民医院这10年，遵循的管理理念，很多得益于研读我的《我思故我在》所指引，不断地思考学习，故而"我知故我行"。但在我看来，杰宁在七院的这10年，是以理念和信念为帆，不断增强的认知为楫，在时代浪潮中不断实践的过程。医院管理如同航船掌舵，杰宁作为船长，时刻警醒，万般谋划，才能带领七院这艘大船突破礁石，扬帆出海。

《我知故我行》共分十二章，每章分为"我知""我行""成效"三个部分。全书从医院的转型升级、品质管理、领导艺术、学科建设、人才培养、运营理念、中医内涵、教学工作、医院文化、医康融合、健康管理、智慧医院十二个方面，细数了杰宁在医院管理认知与实践中的宝贵收获，也成就了杰宁从初来乍到深耕这片沃土收获的心路历程。

相信各位在阅读此书时，除了感慨七院如此惊天的变化、了解七院不断跨越前行的核心，一定也能够领略到七院难以被效仿的魅力所在，更能感触到杰宁同志这10年来对七院深沉的爱与付出。

我思故我在，我知故我行，此书憾而有终而所示意义却无终。实践创新将会继续，一如中西医结合的特色：包容与开放。我相信，七院也将继续绽放中西医结合琪花，凝聚奋进，扬帆千里！

寥寥数语，权以为序。

李家顺

中国人民解放军　少将

原第二军医大学　校长

2023 年 1 月

前言

　　我于2012年4月来到上海市第七人民医院任职，至今已有10年。我还清楚地记得自己刚到七院时的所见所闻，种种思虑，在心中描绘了无数遍对七院未来的憧憬。时光飞逝，七院每一天都在改变，全体七院人共同塑造的"新"七院，已经逐步蜕变成为我们共同的骄傲。

　　回顾这10年的医院管理历程，我有很多思考与感慨，这都得益于我的恩师——李家顺校长的回忆录《我思故我在》，正是老校长过去这些年的管理理念深刻地影响着我。故而，我对自己这10年管理医院的想法与做法做了一个小小的总结，行而有思，思而行远，归纳为《我知故我行》，希望这些经验总结，能为有意在医院管理方向研究与实践的同志们提供一些浅见和参考。

　　受院长个人风格的影响，医院的管理和文化也会大相径庭。我因受多年军伍生涯影响，作风硬朗，言出必行，10年来我从未放松过对七院同仁的要求。自身更不敢有丝毫懈怠，时刻有如临深渊、如履薄冰之感。期间痛斥过很多医院内出现的陋习，甚至还骂哭过很多七院同仁，很感谢七院的同仁对我这个院长的包容与认可，更感谢大家跟着我始终咬钉嚼铁，攻克了一个又一个看似遥不可及的难关。在七院逐年攀升的道路上，很多节点超出了我们所想，但欣慰的是，七院人，知行合一，使命必达！

　　感恩七院，感恩十年，期待七院未来惟实励新，继续筑梦大同！

目录

第一章
医院转型升级之路

第一节　转型升级之我知

谋定后动筑梦行

相较北方冬天的干冷，上海的冬天终日湿润，路边的小草随处可见，挺立在寒风中，尽显勃勃生机。这就是魔都——一片神奇而魔幻的土地。魔幻一半归于城，一半归于人，在这座国际化的开放型大都市，各种文化相互渗透，相互融合，兼容了各种属性与可能。浦东新区作为上海的经济中心，发展的脚步更快，每天都有壮阔的故事在这里发生。

2009年12月，也是冬天，在上海市卫生局召开年度工作总结会议的这天，国家中医药管理局正式批复浦东新区为"国家中医药发展综合改革试验区"，标志着浦东新区的中医药工作迈上了新的台阶。2010年7月22日，上海市促进中医药发展大会在上海展览中心友谊会堂召开，上海市委副书记殷一璀和卫生部副部长、国家中医药管理局局长王国强共同为浦东新区"国家中医药发展综合改革试验区"揭牌。

实际上，早在2007年前后，浦东新区就已经在开展中医药产业与事业发展的探索工作。2006年，我作为副处级调研员在上海市社会发展局卫生处分管一些医政和科教工作，时任副局长的范金成给我下达了一个任务："国家想在浦东新区建设一个试验区，利用这个试验区把浦东新区的中医药产业和事业发展起来。但是这个试验区具体怎么做，怎么发展，得要浦东新区拿出方案，得要有想法的人牵头来做，你能不能挑头做这件事情？"当时，浦东新区中医药产业与事业的发展几乎是一张白纸，基础相当薄弱，究竟能不能做起来，我心里也没底。但我想这是难得的机遇，只有抓住机遇，迎接挑战。

创建国家中医药发展综合改革试验区就是这次机遇的抓手，一间办公室，四五个人，就是我们的开始。我牵头组建了浦东新区中医药发展办公室，并负责办公室工作。2008年开始，浦东新区中医药发展工作正式启动，由张恩迪副区长挂帅，奔着要成为国家中医药发展综合改革试验区这个目标展开工作。这个目标很明确：一是要建成中医药服务体系，造福周边百姓，提供更高质量的医疗服务；二是要做大、做强浦东新区的中医药产业，填补浦东新区中医药产、学、研一体化的空白。

首先从自身造血开始，经过不懈地争取，浦东新区科技基金和张江基金每年各拿出1个亿来支持浦东新区中医药发展，主要内容有：一是建立和健全浦东新区中医药卫生服务体系，提升各医疗机构中医服务能力；二是开展社区卫生服务中心中医服务标准化建设；三是加强中医学科建设和人才培养；四是发挥上海中医药大学和浦东张江中医药产业的作用，开展中医药的创新。此外，我们还前往东北三省、云南省等中药产区考察道地药材原产地，探索与浦东新区中医药发展结合的可能性。在全情投入的过程中，我这个"老军医"，也在不断地了解中医中药，学习相关政策，"中医"这个本来陌生的词汇，渐渐地融入了我的人生。

2009年9月，我们提交了浦东新区成为国家中医药发展综合改革试验区的申请；次年，国家中医药发展综合改革试验区正式揭牌。之前几年的辛苦没有白费，这块试验区的牌子来之不易，这既是挑战也是机遇，浦东新区中医药发展的推进工作，又行进了一大步。

随即而来的是国家中医药发展综合改革试验区重点开展的"3+1"项目——在国家中医药管理局、上海市卫生局和浦东新区区委、区政府的指导支持下，开展建设中医预防保健服务体系建设、完善中医服务运行补偿机制、中药制剂区域内推广及创建一家中西结合三级医院。2011年初，上海市卫生局（上海市中医药发展办公室）、浦东新区卫生局，经过现场调研，认真讨论，结合浦东新区地域性特点，决定将上海市第七人民医院（以下简称"七院"，位于上海市浦东新区大同路358号）转型升级为三级甲等中西医结合医院，以提升上海市及浦东新区中医药服务能力，填补区域卫生资源中西医结合医院的空白。"3+1"项目中的"1"最终花落七院，上海市浦东新区政府发布《浦东新区中医药事业发展"十二五"规划》，将七院创建三级中西医结合医院作为区域的卫生规划予以公布，七院就此踏上了注定不平凡的转型征程。

要想转型成中西医结合医院，离不开上海中医药大学的支撑。2011年7月21日，在上海市卫生局（上海市中医药发展办公室）的见证下，七院康复医技楼破土动工，浦东新区卫生局与上海中医药大学共建签约暨七院康复医技楼奠基仪式，浦东新区与上海中医药大学共同创建三级甲等中西医结合医院。当天，时任上海中医药大学党委书记的谢建群就为七院"西学中"培训首次开班授课，上海中医药大学的支持由此可见一斑。

医院转型不是升级而是突破，如何突破？尚无参考。转型不能等万事俱备才开始，以何为契机？我不禁思虑万千。医院的发展是个长途比赛，输赢从来不在于抢跑的那零点几秒，而是在重要的十字路口，搭上汽车、坐上高铁，换乘飞机。只有模式的切换，策略的升级，机遇的到来时，才能脱颖而出。在参与浦东新区中医药发展的设计、调研工作时，这个想法始终萦绕脑海，那就是一定要把中医药事业做大做实。

纸上得来终觉浅，绝知此事要躬行。因为我本是军医出身，这么多年一直从事的也是卫生事业管理，从解放军309医院一名外科医生开始，做过第二军医大学附属长海医院的质量管理，也在第二军医大学临床管理处工作了很多年，对于附属医院的管理，情结很深。骨子里，我知道自己的追求和梦想，即一直希望能到医院学以致用、学用相长、验证自我。为了争取机会，一次与时任浦东新区卫生局副局长的李荣华同志在云南省腾冲市出差时，我甚至跟他说过"狠话"："领导，您要是不支持我做好中医，我在卫生局待着也不安心，就算领导您这位置给我，我也不要。"好在李局长知道我是真的想做好中医，并不计较我的鲁莽，并向上级领导汇报了我的要求。

2012年，上海的春天为我与七院的相遇拉开了帷幕，经前期上海市卫计委（原上海市卫生局）及浦东新区区委组织部领导对我的多方位考核，4月5日，组织上任命我为上海市第七人民医院院长，这些年我挖的浦东新区中医的"坑"，终于有机会跳进去了，让我自己去试试水了。

这是能把我的梦想照进现实的机会。彼时，中国改革的春风已再次鼓起医改大帆、掀起医改春潮，我亦心潮澎湃，浦东新区中医药事业的蓝图已经绘就，一年内创建一家三级甲等中西医结合医院的号角已经吹响，难度可想而知，未来道阻且长，但我，充满信心！

向不可能说"不"

十年时光弹指一挥间，回顾我们七院的转型发展，就是在突破一个又一个不可能。当然，在面对不可预测的未来，我也曾失落、彷徨、不知所措，但是心底那片梦想的火焰却不曾熄灭，就像一条细小的溪水，望见了前方的大海，又如何能回头呢？把事情一件件铺开找到切入点、坚定地在不确定中寻找确定性，向不可能说"不"。

将第一个"不可能"变成"可能"的，是七院仅用一年的时间转型为一家中西医结合医院、升级为三级甲等医院，实现华丽转身。在"创三"初期，七院还是一所在上海市名不见经传的"二甲"医院，上至院领导、下至职工都不看好医院的"创三"，甚至有职工说："王院长，你搞'创三'我不反对，但肯定要弄虚作假，否则我们是做不到的。"这出奇一致的论调倒反而说明我们七院可以做到团结一心。其实当时也有卫生局的领导对我们能否完成"创三"持有怀疑，可见当时"创三"难度之大，但这反而更加激起了我的斗志，道阻且长，行则将至！

在"创三"冲刺期间，全院职工上上下下"5+2"（5天工作日加2天休息日）、

"白+黑"（白天加黑夜），没日没夜没公休地奋战，放弃了亲情、友情甚至爱情。评审前最是紧张的时刻，为了缓解一下大家的紧张情绪，我带着职能科室的同事们，一起去了食堂，为全院员工做了我独有配方的"大王馅饼"。都说领导会画饼，这次是我亲手做的"大王馅饼"，缓解大家情绪。我们的员工至今提起来还津津乐道："加班到深夜吃到这一口'大王馅饼'，真香！"七院"创三"的过程的确是极其辛苦的，多年后回想起来，依然动容，这拧成一股绳勇往直前的劲头，让我真真切切地感受到了七院人良好的品性。

将第二个"不可能"变"可能"的，是我们仅用十年就走到了全国中西医结合医院的前列。全国有73家三级甲等中西医结合医院，位于上海浦东的七院要成为一流，虽无法一步登顶但至少要成为第一梯队的一员。这些年，我们围绕公立医院高质量发展和"国考"，发挥医院原有西医的优势，不断充实中医的内涵，补强短板。凭借浦东新区区域的优势，依靠上海中医药大学的医、教、研优势资源，牢牢围绕考核标准，于2021年获得了"国考"全国第3名的好成绩。

发展是硬道理

改革发展需要莫大的勇气与毅力，需要有披荆斩棘、筚路蓝缕的精神，更重要的是需要在这条道路上具备不断解决问题的勇气与行动。

七院在转型发展过程中确实遇到了很多问题，但这并不能说就是转型有问题，我们要用发展的眼光去看待问题，更要在发展的过程中去解决问题，所以我们坚持一边发展，一边解决问题。只有老百姓认可了，上级组织认可了，同行认可了，医务人员的收入提升了，医院发展了，才是硬道理。

七院过去有一些陋习：如有些职工上班迟到、早退，不讲礼貌，乱停车，卫生习惯差；医疗环境恶劣、医疗秩序差、医疗纠纷多、医闹猖獗等。刚到七院的时候，我作为院长，有时候进医院大门时，看到门口黑车横行，大门进口秩序极其混乱，连我都进不来医院大门。于是我在医院周会时正面指出了这些陋习，并要求制订相应的整改措施，当时我们一位院领导还认真地跟我说："王院长，你刚到七院当院长，可不能直接说我们医院不好，会伤了我们医务人员的心。"这些问题由于长期存在，医院职工都习以为常，甚至觉得不可能改变。但我作为院长，既然发现了这些问题，并且也知道这些问题会阻碍医院的发展，那就必须直面并解决它们，这是我的工作和责任。

士不可以不弘毅，任重道远。这十年来，对医院里所有不合理的现象、不规范的制度，我坚决带领全院职工去直面、去改变。在医院转型期间，我坚持推行"能者上，平者让，庸者下"的竞争机制，改进职能部门的工作作风，致力于打造一支精炼、高效、廉洁的行政领导队伍。行胜于言，上行下效，七院的管理终于循序步入正轨。

持续寻找发展新方向

百舸争流奋楫者先。

七院作为坐落于浦东新区东北部区域很普通的一家区级医院，十年前，管理及建设水平确实与市级大医院存在着很大差距。然而，麻雀虽小，五脏俱全，这样独具特点的区域型医疗中心，对院长管理水平的考验就尤其突出。通过"二甲"评审迈上新台阶是国家主管部门对七院水平认可的通行证，可若医院本身没有内涵空有架子，即便评上"三甲"也是后继乏力、徒有虚名。所以七院完成"创三"只是进入了竞争更激烈的生存环境，要想真正实现跨越式发展，必须持续发力。这十年来，我们不断学习、不断总结、不断寻找新的发展目标和方向，不断在自我加压中寻求突破。

七院是"二甲"医院的底子，一年内成功创建了"三甲"，这在很多人眼里就是典型的"暴发户"。如何让七院脚踏实地的既有"三甲"的面子、更有"三甲"的里子，如何名副其实地做好转型发展，是摆在我们全院、摆在我这个院长面前的一个难题。

2014年，我们与复旦大学医院管理研究所签约，请专业的管理学专家来为七院调研，进行SWOT分析（即优劣势分析），共同制订了当时七院发展的总体战略：借助中国（上海）自由贸易试验区，以医疗质量和安全为基础、以提高医疗服务能力为重点、以学科人才为牵引，坚持做浓中医、做强西医、做实中西医结合；全面推动医教研发展，争取十年内使医院成为国内一流的、辐射长三角、大学附属三级甲等中西医结合医院。

我们更放远视野，向业界标杆——美国梅奥医院学习，委派多名医务人员前往梅奥医院进修学习，并与梅奥医院洽谈开展国际合作，提升医院整体医疗管理水平及知名度；借助地利优势与自贸区合作，探索建立中西医结合健康服务体系；尝试与周边各类资源共同合作，探索提升区域医疗保障服务。同时，我们加快步伐创建上海中医药大学附属医院，以大学附属医院建设为依托，全面发展科研、教学。

医院发展进步的3个要素包含技术、服务和管理。技术和水平的提升是需要经过长期积淀的过程，但是服务和管理可以通过努力在短时间内取得成效，甚至走到上海市前列，所以我提出"转型发展，管理先行"的理念。这十年，我不断探索七院管理的发展路径，每年都在寻找抓手：引入精细化管理工具，坚持全覆盖考核，加入"品管圈""5S"管理，对标JCI提升医院整体管理水平，借鉴"三明医改"特点，细化分析"国考"绩效指标逐条落实，争取加入公立医院高质量发展的队伍。

几乎每年我们都不断设立新的目标，这些目标就是我们行进的台阶，这些台阶带领我们逐步走好走稳"三甲"之路，向上求索、求精求深，踏过高原、勇攀高峰。

走弯道超车的发展特色

七院要在当今竞争激烈的医疗市场中脱颖而出，品牌效应尤其重要。除了打造重点学科，发挥中医药特色优势也是中西医结合医院发展壮大的源泉。

我坚持认为：中西医结合医院不能死板地割裂中医、西医，应当做到中医西医相互融合，一个科室做中西医结合，要让医生在所有的诊疗环节中，不同阶段使用不同的中医或西医的技术，甚至同时使用，我希望我们的医生，要一手会搭脉，一手会做手术（介入治疗），这样的医生才是中西医结合医院能够持续发展的医生。

正式成为三级甲等中西医结合医院之后，我一直在思考下一步应该如何做？前五年我们围绕"做浓中医、做强西医、做实中西医"的发展理念，在中西医结合取得一定成效之后，七院如何走出有自己特色的中西医结合医院发展之路，又是摆在我面前的一大难题。上海老牌"三甲"医院强手如林，都有自己的学科传承，我们要去跟他们竞争，就不能简单去模仿别人的长处，不可能人家外科干得好我们也去搞外科，人家移植强我们也要搞移植，别人的这些强势学科我们既没有积累，也没有后劲，我们必须要找准自己的特点，另辟蹊径去发展。

近十年来正值康复医学发展的黄金期，国家出台了一系列康复扶持政策，康复医学的发展越来越受到国家的重视。我国65岁以上人口比重快速增长，人口老龄化持续加深，人口结构成为影响产业格局的重要力量。随着居民生活水平提升，康复需求逐渐"觉醒"，我国康复医疗的三级体系有待建成和完善。康复需求既包括基础的疾病康复，也包括产后康复、运动康复、儿童康复、心理康复等需求。事实上，很多大医院西医的科室是不做康复的，而我院西医的科室具备足够的条件可以开展中西医结合康复，走出我们七院"做浓中医、做好西医、做实做特中西医结合"的发展道路。最终我们抓住了康复学科作为特色发展方向，找到了七院弯道超车的可能性。

目前，七院坚持"做浓中医、做好西医、做实做特中西医结合"，从"以治病为中心"向"以人民健康为中心"转变，提出了"大健康、大智慧、大康复"三大方向。同时七院的医康融合模式已经引起国内同行多方重视，中国康复医学会将会在全国范围推广这一模式，这对我们来说是挑战、是压力，同时也是发展的机会。七院走上了以西医和中医为基础，中西医结合为特色，医康融合和健康管理为亮点的独特的发展道路！

由"桧木"现象想到的

一次偶然的机会，我去中国台湾考察交流，台湾的阿里山有一种极具特色的树，叫作桧木，桧木这个树种，有粗有细，但每一棵都有三四十米高。我问道："桧木为什么都长一般高？""小树苗破土而出，半年到一年就可以长到十几米，不到两年就长到三四十米，它要快速生长，有了高度才能到上面吸收阳光，这样才能把树根扎更深，才能让树干长得更粗壮，否则就会夭折，自然规律就是这样。"陪同人员如是说。

七院迈上"三甲"平台后，我跟医院员工就举了"桧木现象"的例子，桧木先有高度，树干才能长得粗，树根才能扎得深，然后才能达到枝繁叶茂。把桧木比作七院，树干好比是医院的水平能力和特色，树根好比是医院的学科和人才，七院已快速攀上"三甲"这个高度，呼吸到了最好的空气，和"三甲"医院里的老大哥们一样获得了更好的资源和发展机会，这样才能做出学科特色、吸引人才，才能把医院发展壮大。

我们也深知自身还很瘦弱，必须以十倍的速度成长，以百倍的速度提升医院内涵，才有可能在"三甲"医院的队伍里不掉队、不落后，才有可能成为名副其实的、老百姓真正认可的好医院，才能不断满足周边区域老百姓日益增长的医疗服务要求。

"高铁"现象的引申含义

在医院中层干部会议中，我常用一张图举例，这张图的左边是老式绿皮火车，右边是新的高铁。我说，我们七院从二级综合医院变成三级甲等中西医结合医院，就像老的绿皮火车变成了高铁。高铁不是在老的轨道改造过来的，而是重新铺设了全新的铁轨体系，重新建设了专用站台。最重要的是，绿皮车的行进原理是"火车开得快，全靠车头带"；但高铁不一样，高铁的车头主要是把握方向，行进的动力来自每个车厢，这样才能实现真正的高速前进。七院作为新生的"三甲"医院，未来的转变和发展依赖于医院的每个科室，科室是医院前进的动力，只有我们全院共同努力，才有可能实现跨越式的发展。我们的副院长和科主任每个人都要在各自的岗位上发挥作用，要站在时代前沿，推着院长跑，这才是真正的发展提速。

高铁讲究的是速度和服务，只要速度高、服务好，大部分乘客都宁愿乘坐车票更贵些的高铁。现在很多地方既有高铁也有绿皮车，满足不同人群选择的需要。我们作为区域医疗中心，必须提升自己的服务，要和高铁一样，讲究速度提升，讲究服务质量，满足不同层次群众的医疗需求，让更多追求优质服务和医疗水平的患者信任我们、选择我们。

（王杰宁）

第二节　转型升级之我行

借东风筹划创建

上海有着一定的中医药人才和科技发展优势，国内第一支中药针剂、第一粒中药滴丸、第一包中药冲剂都在上海诞生。浦东新区亦是国家综合改革配套试点区，建区30年来，领导们一贯重视中医药事业的发展。2009年12月，国家中医药管理局正式批复浦东新区为"国家中医药发展综合改革试验区"。2010年正式开启"国家中医药发展改革综合试验区"建设的工作；同年7月，上海市促进中医药发展大会暨年度卫生系统大会在上海展览中心友谊会堂召开，时任上海市市委副书记殷一璀和国家卫生部副部长、国家中医药管理局局长王国强共同为浦东新区国家中医药发展综合改革试验区揭牌，揭开了浦东新区中医药发展的新篇章。

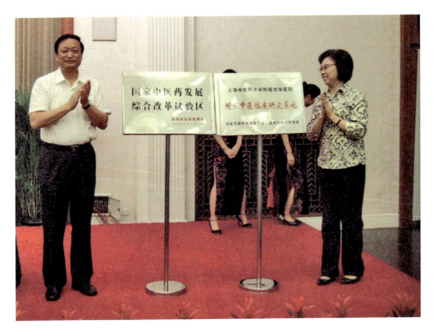

时任上海市市委副书记殷一璀（右）与卫生部副部长、国家中医药管理局局长王国强（左）为国家中医药发展综合改革试验区揭牌（2010年7月）

在上海市卫生机构设置的"十二五"规划中，也明确了在浦东新区创建一所中西医结合医院。上海市卫生局（上海市中医药发展办公室）全力扶持七院的创建工作。2011年12月，当时，王杰宁作为浦东新区卫生局中医药发展及教处处长，多次陪同上海市中医药发展办公室领导去北京，向国家中医药管理局医政司领导汇报七院的创建进展，得到了中医局领导的支持。2012年5月，时任上海市卫生局副局长郑锦率领市中医药发展办公室的有关处室负责人来医院调研创建工作，明确表示支持七院创建迎评工作。

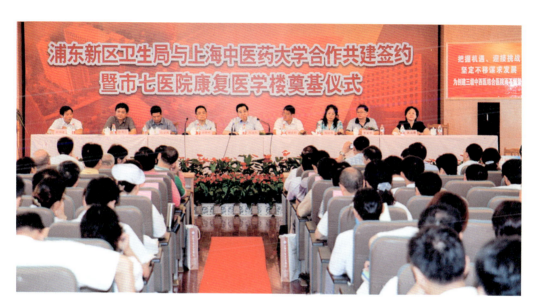

浦东新区卫生局与上海中医药大学共建签约（2011年7月）

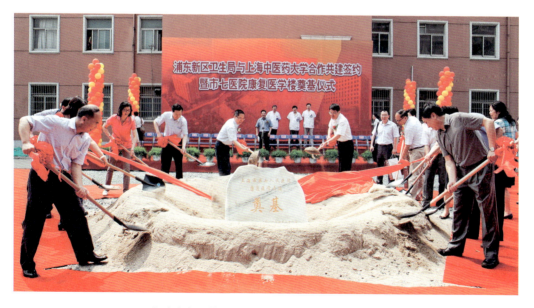

七院康复医技综合楼奠基仪式（2011年7月）

浦东新区卫生局成立了以孙晓明局长为组长、各处处长为组员的创建三级医院领导小组，集全区之力支持的创建工作。领导小组每个月开展一次专题研究创建工作的进展，先后多次到七院现场调研，及时解决创建中的各项问题（如创建专项经费落实、教学科研场地、重点学科拓展空间、人员引进和编制、设备采购、康复医技综合楼开办准备等）。2011年7月，在上海市卫生局（上海市中医药发展办公室）的支持下，浦东新区卫生局与上海中医药大学合作共建签约后，大学医管处、康复医学院和市七院成立了创建工作小组，负责落实创建工作。时任上海中医药大学党委书记谢建群、副校长施建蓉先后多次来七院指导创建工作。

全方位开始"创三"

一、战略规划确立

创建初期，王杰宁院长带领院领导班子、中层干部一起回顾总结了我国中西医结合医院的创建历史，尤其是汲取了24家国家第一、第二批重点中西医结合医院建设单位的经验，无论是中医医院转型，还是综合医院转型，医院发展的定位和规划决定了医院建设水平。因此领导班子以及相关职能科室负责人主动去国内一流中医院（如广东省中医院、上海中医药大学附属龙华医院等）和中西医结合医院（上海中医药大学附属岳阳中西医结合医院、湖北武汉、江苏无锡市中西医结合医院、浙江省中西医治医院等）学习建设经验，借助复旦大学医院管理研究所的专业力量，共同修订完善了七院发展规划，为最后创建成功打下了基础。

二、完善队伍建设

七院拥有国家名老中医传承人，市级、区级名中医等骨干队伍，在综合医院中相对比较多，但医院的中医人才队伍建设与三级甲等中西医结合医院的标准相差较远。"创三"前全院中医与中西医结合人员只有38名，仅占医生总数的10%。为此，医院一方面加大招录完成住院医师规范化培养中医医师（20名），同时在上海市、浦东新区卫生局的支持下，从2011年7月起，由上海中医药大学继续教育学院负责实施，先后开设了3个在职"西学中"培训班（两年制），全院243名医生（含部分药师）参加学习，占全院医生总数的70%左右。截至2013年3月，七院中医类别中医人数有59名，中西医结合医师211名，占执业医师人数74.8%（大于60%的评审标准）。

积极鼓励全院护士先后分3批参加上海中医药大学举办的护理中医药基础知识培训班；医院院领导和医务、护理、药剂、教学、科研部门的主要负责人的中医药政策和管理知识的系统培训率达100%；医院医务、护理、科研、教学等主要职能部门负责人（包括正、副职）中，中医药、中西医结合人员的比例达100%；临床科室负责人中中医类别中医和中西医结合人员比例达100%。

同时医院积极利用上海市、浦东新区及上海中医药大学的资源，通过增加第二执业注册点等方式，柔性引进了20余名专家教授，作为医院学科带头人或学科指导专家，加快医院人才培养和学科建设。

三、完善各项制度建设

完善临床疗效的考核和奖惩激励制度，引入发挥中西医结合特色的院科两级综合目标考核系统。在与科主任签订年度工作综合目标责任书中，明确各科发挥中西医结合所需要落实的工作和量化指标；同时邀请全国医院管理专家驻院1周，深入科室，从理论到实践，演示并导入医院目标与科室目标相结合，科室落实医院目标的具体方式方法，使综合目标清晰，每个月有具体工作的分解落实，确保中西医结合临床优势发挥的各项指标在日常工作中得到体现。

医院将发挥中西医结合特色优势和提高中西医结合临床疗效作为重要指标。每个科室月度质量讲评及考核中均涵盖。对薄弱环节，如中药饮片使用比例提升，每周进行公示点评，每周进行奖励；对中西医结合病历的书写，组织中医主治医师定时下到中西医结合科室，分片包干指导，每个月汇总、点评、组织相互学习，确保病史质量。对于中医技术的应用，一是借助医院门诊信息升级，实时统计监测各科开展情况；二是通过中医药专项设备专项督导，促进应用比例的提升。

医院对获中医和中西医结合重点学科的科研课题、科技成果奖项、人才培养项目、发表论文及出版论著等予以西医同等奖项的1.5倍奖励，实行年度考核与奖励。同时，建立了院长负责制的医疗质量管理体系和组织机构，健全各项规章制度、技术操作规范及工作流程，设立质量管理办公室，每个月对全院医疗、护理、科教和其他（含设备使用、人事管理、医院服务、后勤服务等）部分等进行全面考核；每个月医疗质量考核结果直接和绩效分配挂钩；每个月进行医院质量讲评会，分析综合医院质量情况，落实整改措施。医院的麻醉科、病理科、临床检验部门、医院感染部等医技部门严格按照上海市质控中心统一管理，一定程度上确保了医院医疗质量和安全。

四、学科建设与整合

医院集中全院之力，通过人才配置、资源倾斜、绩效分配等举措，打造重点专科。现有重点专科严格按照国家中医药管理局制订的常见病中医诊疗方案，实施中医、中医结合的诊疗方案和临床路径。各重点专科研究中西医结合难点、形成明显的中西医结合特色优势，提高专科诊断水平和中西医结合疗效水平。现今，中医辨证论治准确率高于90%，中西医结合治疗比例总体高于70%，中西医结合治疗优势病种比例高于80%。

国家中医药管理局"十二五"重点专科肾病科，在全国名老中医经验继承工作指导老师、上海市名中医叶景华老先生的指导下，发扬从医50多年来以中西医结合治疗肾病的经验，在20世纪80年代成立中医肾病研究室基础上，一方面继续加大临床中西医结合治疗和观察，另一方面开展实验研究。对慢性肾炎的治疗提出以益肾清利、活血祛风法为治疗大法，创立慢肾方；对慢性肾衰竭的治疗，提出综合性、一体化、个体化的治疗，以扶正解毒、化瘀泄浊利湿立法，组成肾衰甲方、肾衰乙方和外治肾衰酊。在治疗给药方法上，继承叶老的多途径给药，灵活机动，结合各种疗法，形成了系统的静脉、口服、灌肠（灌胃）、皮肤（熏蒸、湿敷）、穴位（脐疗、注射）给药，诊疗方案切合实际，持续改进，取得良好疗效，形成自身的特色。

2012年，七院中西医结合肿瘤科获得上海市临床中医重点学科，师承上海市名中医徐振晔教授，在化疗基础上，开展中药内服外治和中西医结合微创疗法治疗恶性肿瘤，如电针治疗肿瘤疼痛、恶性胸腹水中西医结合灌注治疗、中药外敷治疗中晚期腹水等；临床使用院内制剂双黄升白颗粒治疗化疗后骨髓抑制有显著疗效，用宁神合剂治疗化疗后失眠有较好疗效。2013年，新增了上海市中医重点专病专科——骨伤康复科，结合医院原有创伤骨科和关节骨科专业的人才、场地和市场，聘请上海中医药大学康复医学院骨伤康复专家褚立希教授为学科带头人，借助中西医结合康复重点学科，开展各种创伤或疾病导致膝关节术后关节功能的康复。同样是上海市中医重点专病专科的皮肤科，针对慢性湿疹容易复发的特点，采用中医内服与外治手段结合，替代部分西药，从而提升疗效。

七院在开展相关专科研究基础上，抓住创建机遇，充分利用国家中医药发展综合改革试验区建设中的中医药转化平台项目，申请在七院成立国家中医药转化平台（临床部分），借鉴国家重点实验室管理经验，在各重点学科组建各自实验室，积极组建转化平台。

五、发挥中医诊疗特色

七院严格按照国家中医药管理局的有关规定设置临床和医技科室，目前有20个临床一级学科，除麻醉科，眼科，急诊科，口腔科，外科（含神经外科、胸外科、泌尿外科、普通外科），其他科室均纳入中西医结合病史书写规范管理。所有科室按照各科以往疾病谱，选择名列前茅的病种，制订出常见病、优势病种的中西医结合诊疗常规方案，在临床中应用，并定期进行分析、修改和完善。

七院对照国家中医药管理局发布的三级中医院学科建设指南要求，配齐了十大类，25种中医治疗专用设备，确保各临床科室开展中医治疗，全院各科达到中医诊疗技术项目（以医疗服务收费项目计算）超过40种。采用非药物中医技术治疗人次占医院门诊总人次的比例超过10%。

七院在鼓励使用中药饮片方面做了许多创新，还鼓励各科结合实际，自拟常见病协定方、与季节和学科直接相关健康协定方、与疾病相关的健康茶饮协定方，一方面是提升中草药处方，另一方面也是宣传中草药的各种应用。价廉物美的中草药饮片受到患者欢迎，医院开具中药饮片处方人次得到了大幅度的提升，达到了三级医院评审的标准。

六、提升中西医优质护理

医院致力于不断加强中医护理理论及技能的培训及考核。符合条件的护理人员必须参加护理中医基础理论知识培训，使具有中医资质护理人员比例达到85%以上。"创三"期间共开展中西医业务理论培训讲座27次、累计受训达4 276人次，组织理论考核10次、累计参考人员3 020人次。共有420名护理人员参加了专科中医护理技术操作及专科护理常规的培训及考核，合格率达100%。医院5次聘请护理专家来院介绍"创三"迎评经验，根据《中医护理工作指南》等要求建立、健全了护理各项规章制度、工作规范、岗位职责。编撰并修订了《中医病证护理常规》《护理技术操作规程》《危重患者护理常规》《护理部管理职能》及《各级护理人员岗位职责》等，结合医院实际完善了中医护理查房制度、中医护理文件书写规范等，使护理工作制度化、规范化。

2013年，七院选送17名护理管理人员参加国内各类护理管理学习班；分批选送护士长及临床护理骨干赴新加坡樟宜医院创新学习。采取护士长竞聘上岗的创新机制，选派36名护士参加市级专科适任班及上级医疗机构相关专科知识的学习班，接受系统化培训，培训共计1 152学时，专科护理队伍建设得到了长足有效的发展。

作为上海市开展优质护理的试点单位之一，七院积极开展优质护理活动（开展病区大于全院的50%），同时在原有基础上，增加中西医结合的护理内涵。医院还成立了由分管院长为主任的护理管理委员会，下设多个护理板块的质量控制管理小组，对全院护理工作进行指导布置。结合七院转型对全体护士进行中医基础理论的知识普及，及中医治疗基本操作的培训、演练和考试。

在原有《中西医结合专科护理常规》的基础上，进行多次补充修订。依据各专科特色，重视"个体化"原则，充分发挥中医药特色优势，为病患提供具有中医药特色康复与指导等宣教措施。各病区结合专科诊疗特色，制作中医特色的护理知识宣教栏，图文并茂，通俗易懂。开展多项中医护理科研，服务临床，并获得满意疗效。

七、加强中药药事管理

七院根据"创三"评审标准中的临床药事的相关规定，重新修订了各项药事管理规章制度及工作职责。注重临床药师团队建设，专职临床药师数量从2011年的3名增加至5名，为门诊、住院患者提供中药咨询236次。2012年共完成中药饮片处方点评报告57份、门急诊病名和证型专项点评报告88份、中成药专项处方点评9份，对中药饮片及中成药处方书写，尤其是病名和证型的书写予以规范性质量改进。此外，在高桥地区的26个居委会，开展社区科普宣教讲座37次，宣教人数达2 492人次。

修订了20个工作制度和2个设备的标准化操作程序；加强中药技术人员资质与配备，引进7名中药学人员。重点开展以中药内容为主的在职业务培训，共开展4次培训，参加人数共计150余人。

八、研制中药院内制剂

由于历史原因，七院正常使用的院内制剂只有2个。为此七院通过努力，在浦东新区和上海市药监局的支持下，借助国家中医药发展综合实验区优势，在"创三"期间，将医院原有基础的制剂重新申请，恢复了生产。

利用浦东新区创建国家中医药发展综合改革试验区的政策，共享区域内中药制剂9个；借助坐落在张江药谷的国家中药开发工程中心，将医院收集的老中医验方，采用专业手段，研制成新的中药制剂，通过在临床重点学科开展中药自制制剂应用等方法，使医院中医药自制制剂数量能满足临床和科研需求。

九、创新建设治未病中心

七院在全面按照评审要求建设治未病中心的同时，拓展和丰富治未病中心功能，建立了临床干预专家库；在普通员工体检、学生体检中免费进行治未病服务的现场体验和宣传；扩展治未病受惠群体，走出医院，到社区和敬老院等地开展专项咨询活动，扩大治未病影响；对来医院交流的外国专家，也主动给予体质辨识、健康指导等治未病的体验，宣传治未病。

得高分通过评审

一、分包责任落实到个人

七院落实评审标准，按照评审总计1 000分，根据不同的管理条线，落实到相应的分管领导和职能部门，通过签订承诺书形式落实主体责任。在接受上海市评审中心模拟评审后，举一反三，列出302个问题，制订项目进度图（即甘特图），每周进行讲评，逐一落实问题解决，确保在短期内通过市评审中心组织专家的预评审。接受市评审中心预评审后，再总结归纳了245个需要关注或改进的问题，由各位分管领导和职能部门限期改进，针对限期整改不力的情况，进行全院通报并进行扣罚。

二、借鉴学习取长补短

七院组织全体科主任前往广东省中医院、浙江省中西医结合医院、江苏省无锡市中西医结合医院学习考察，组织全体临床科主任和"创三"联络员在上海中医药大学附属龙华医院对应学科跟师学习1周以上，使科主任能在较短时间内快速掌握中医院学科管理的能力。同时，各科医护人员制作了不同形式的应知应会手册，随时背诵强化学习。有些医生先在同事、家人、朋友中开具中药饮片，提升自身中药辨证施治技巧；有些护士在同事、家人中开展拔罐、刮痧等中医操作练习，甚至出现了部分护士追着医生开具中医诊疗医嘱的场景。全院上下加班加点，团结一心，为通过最后的评审做好充分的准备。

三、注重细节

七院高度针对评审中容易失分的环境标识、职工言谈举止等每个细节内容，组织团员青年，开展"啄木鸟行动"，利用工作时间或工作之余，对各种不规范的张贴、文字标识，各种不符合评审要求的内容进行集中曝光，落实整改后再负责跟踪，确保全院在动态检查项目中不失分。

对于评审中涉及员工"应知应会"的考核部分，医院组织党政工团和职能部门工作人员，组成5个检查小组，分三轮在下班后逐个科室、班组进行考核。检查未达标的当天留下来补课，保证每个人都在评审中能答对、答全。

四、打造海派中医文化

七院通过用现代材质演绎传统文化，展现富有海派文化特色的中医宣传特色。重新设计了医院视觉识别系统（VI系统），用规范统一的图案和色彩，通过各种形式（电子宣传屏幕、导诊指南、环境布置、纸张文具、茶杯，器具等）展示医院形象；征集富有中西医结合元素的院训、医院宗旨，重新设计了中西医结合色彩浓郁的院徽；改编院歌来体现中西医结合文化元素。在庭院建设中，除了每个病区有中医元素外，重点在门诊大厅和门诊四楼的传统医学中心诊区，综合病区楼（传统医学科、肿瘤科、康复医学科等）重新装修，修建连接门诊和中西医结合病区楼的中医药宣传长廊，集中体现中医药文化特色。

七院在院内中心绿地，开辟中草药特色展示的"百草园"；在每个病区和传统医

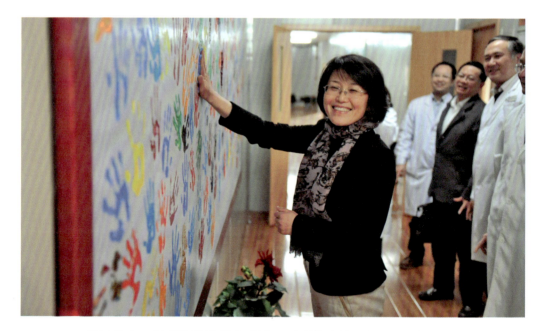

时任上海市卫生局副局长郑锦在"创三手印墙"上按手印（2013年4月）

学中心诊区等地布置中药植物实物，普及有关中草药知识。修订员工手册，编辑中医精美的读本，中医药文化知识一目了然，文化活动内容翔实，资料齐全。

七院通过迎接等地级医院评审职工手印征集、职工岗位笑脸征集等活动，以评促建，提升了医院文化建设。

五、"白加黑"和"5+2"模式

从2013年春节至正式评审的1个多月中，王杰宁院长带领各位分管领导和职能部门负责人24小时值守医院，白天忙医疗、晚上忙自查。参与医院开展的"啄木鸟"活动、台账检查、应知应会抽查等；自己做标准患者，供护士考核中医技术用；为员工制作夜宵等，营造迎评氛围。每位员工也积极投入分秒必争地迎评冲刺，医务部门组织临床科室将近2 000份的所有优势病种的中西医结合病史重新审核检查；医院办公室、检验科、病理科、医院感染部等部门反复请市内专家来院检查整改落实情况。

在评审期间，七院搭建了专门的评审仪式会场，将体检部临时改为集中迎评场地，使来自市内外评审专家，在评审的每一个细节上，都能体会到医院的用心。

六、后勤积极服务创建

后勤工作在评审项目中虽然没有直接分数，但是围绕创建，医院在服务流程的

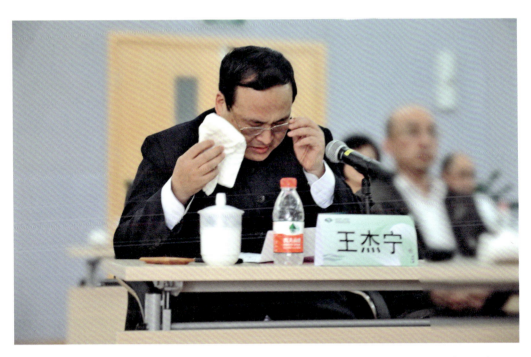

王杰宁院长在"创三"评审汇报上听到评审组宣布通过评审后感慨落泪（2013年4月）

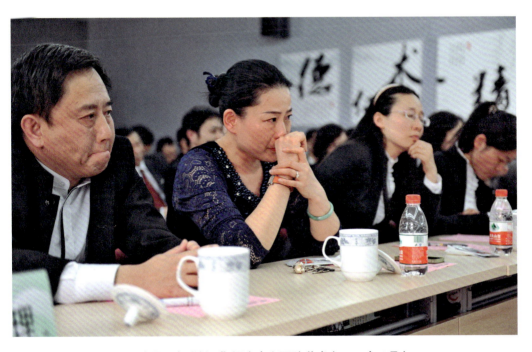

七院员工在"创三"评审会上不胜唏嘘（2013年4月）

硬件改造上也做出了不少亮点工作，最终为评审间接赢得了分数。例如，敞开了所有服务窗口，全院收费（挂号及出入院）、药房、检验等窗口实现患者零距离服务；开辟自助服务区，提供挂号、缴费（充值）、报告打印、信息发布和所有收费项目公开、个人住院费用使用查询、医保科内余额查询等服务。便民服务中心集中开展全院所有非医疗的各种服务，如开具出生证明、医保报销证明、外地来沪看病后疾病证明，病史、病理借阅等一站式服务，做到七院办事（非就医）一次告知，二次办结。对全院所有的水、电、天然气、氧气、负压吸引、网络、消防管道、监视、消防、广播等管线全部梳理，所有建筑标识的外立面清洗或粉刷一新，展现出新的面貌。职工食堂为创建加班的员工提供夜宵，在"创三"攻坚期由王杰宁院长亲自下厨，为全院职工制作了"大王点心""大王馅饼"。馅饼的原料配方、制作、烹饪等均由院长亲自动手，味道独特，意义深远，在特殊时期，给员工留下了难以磨灭的印记。

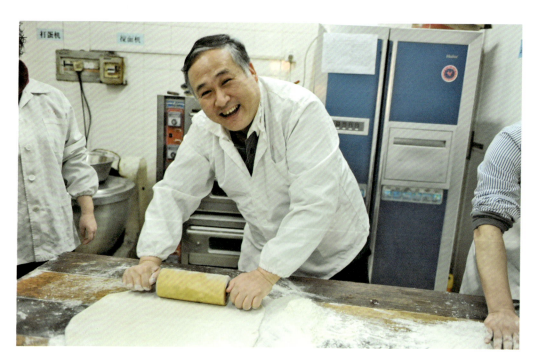

"创三"攻坚期，王杰宁院长深夜在食堂为"5+2""白加黑"的员工们制作"大王馅饼"（2013年4月）

勤思考向外拓展

一、对外学习交流

美国梅奥医学中心是世界知名的私人医疗机构，也是知名的医疗圣地，患者上至总统王室，下至平民百姓，它几乎不投放任何广告，但全世界医疗界、医院管理界却对它耳熟能详，它以卓越的管理理念和实践堪称医院管理界的活化石，梅奥的高明之处就是绩效管理！梅奥模式始终坚持医院的组织文化是：治病救人，服务大众，服务社会。而在他们的绩效管理运行中也体现出对医院对组织文化建设的重视。

在王杰宁院长心中一直有一个梦想，那就是让医生的收入更阳光，让患者能看得起病，并能享受到同质化的高端医疗服务。2014年9月，七院受到邀请委派副院长林研，时任党政办主任（现任健康管理部主任）陈娇花前去美国梅奥医学中心进行了第一次参观。2015年11月，王杰宁院长带领医院中层干部代表以及科室骨干再次前往美国梅奥医学中心参观学习，迈出了向国外一流医院学习考察的第一步。

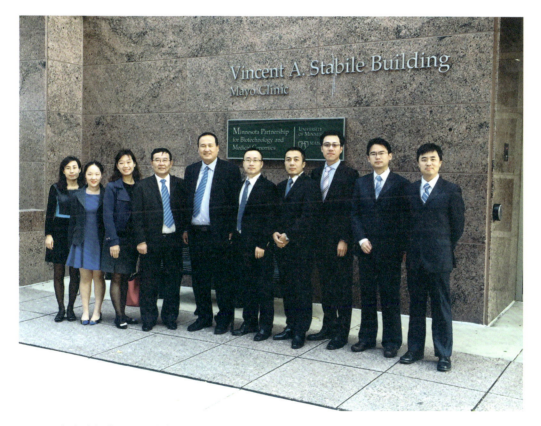

王杰宁院长前往美国梅奥医学中心交流考察，与本院进修医生团队合影（2015年11月）

二、协同自贸区尝试共赢合作发展

2013年9月，国务院正式批准设立中国（上海）自由贸易试验区（以下简称"自贸区"）；同月，国家中医药管理局发文，批准上海市第七人民医院为三级甲等中西医结合医院。为满足自由区筹建发展的需要，完善自由区的森兰外高桥区域的医疗服务资源，提升国际社区居民和从业人员的健康管理水平和医疗服务质量，计划在自由区创建中国（上海）首家国际化综合门诊部——森兰综合门诊部［以下简称"门诊部（诊所）"］，该门诊部（诊所）与美国梅奥医学中心合作，外高桥股份公司、七院和美国梅奥医学中心三方紧密合作，成为美国梅奥医学中心在中国（上海）的一个窗口和联系点。

2014年11月17日，美国梅奥医学中心公共关系部名誉主任，同时也是《向世界最好的医院学管理》一书的作者肯特·D.塞尔特曼（Kent D. Seltman）莅临七院参观访问。院领导班子成员及职能部门负责人参加了访问会议并与肯特先生进行了亲切会谈。2015年1月16日，美国梅奥医学中心所在地——美国明尼苏达州罗切斯特市的华人领袖、梅奥医学中心神经系行政主任陈炳坤教授来院交流并举办专题讲座，陈炳坤教授对医院中层干部进行专题讲座"梅奥成功之路"，陈教授还向大家分享了梅奥医学中心对中国医院的可借鉴之处，如强调软实力、重视对医护人员道德素质与专业技能的培训、加强团队合作精神等，陈教授此次来访进一步促进了梅奥医学中心与七院合作的相关事宜，建立了更多的沟通学习渠道，促使双方进行更为广泛、深入的学习。2015年5月27日，美国梅奥医学中心原行政主任及副总裁雪莉·A.维斯（Shirley A. Weis）女士莅临医院，进行了为期两天的访问、交流。在两天紧张的时间内，雪莉女士了解了中医药文化博大精深的历史底蕴和现代中医药的发展趋势，并应邀参加了医院护理部举行的"护理管理论坛暨国际学术交流会"。同时，雪莉女士走进自贸区，对森兰外高桥的建设现状表示惊叹，并承诺将着力推进美国梅奥医学中心、自贸区与七院的三方合作。

以上合作项目的开展由于主客观条件有限，目前还在论证阶段。

质量管理显成效

未转型升级前的七院，是一家老牌的二级甲等综合性医院，处于"四无状态"，即无医院质量管理体系、无指标与绩效关联、无中医/中西医结合特色指标、无信息化保障。医院质量管理和医疗质量管理，只是体现理论，浮于形式，在七院转型发展的历程中，从医院完成"创三"后，逐步搭建起医院的质量管理体系，树立质量文化理念。

一、品管圈管理

为满足当下日益复杂的医院管理的需求，将过去以经验为主的粗放式管理，转化成科学现代化的精细化管理，七院于2014年开始引入"品管圈"，全院上下掀起了推广先进管理工具和理念的热潮。

品管圈活动，是由相同、相近或互补性质的工作场所的人们自动自发组成的数人一圈的小圈团体，全体合作、集思广益，按照一定的活动程序来解决工作现场、管理、文化等方面所发生的问题，是一种自下而上的管理方式，由圈团体主动发现问题、上报问题、解决问题。

品管圈推动的力度，取得的成效大多在于领导是否足够支撑，品管圈是行动力的表现，七院由质量管理办公室牵头，开展品管圈培训，建立起了系统的品管圈活动体系，如"圈王争霸赛"，从开题、期中到成果发布会，员工提高了质量安全意识，掌握了科学化的管理工具和手段，全院完成了从认识品管圈到培养内训员的过程，将品管圈转化为员工自发的管理工具，为七院质量和患者安全的文化打下了基石。

二、"5S"管理法

医院是服务大众健康的第一场所，患者对医院的第一印象，就是医院的环境和整洁度，患者易将环境和整洁度与自身就诊的健康和安全画上等号。

转型发展前的七院，存在环境脏乱，工作空间物品摆放无序，危化品管理混乱等现象，不仅影响了群众就医的直接感受，也影响了医院的服务质量和水平。

为改变这个现状，七院引入"5S"管理方法，即整理（seiri）、整顿（seition）、清扫（seiso）、清洁（seiketsu）、素养（shitsuke）。2014年，七院全面启动"5S"工程。从制订推行计划、培训管理制度到日常评比细化，通过系统性开展"5S"活动，院容院貌改变，真正推行了七院"院区园林化，管理宾馆化"的理念。

三、引进JCI理念

JCI标准是全世界公认的医疗服务标准，也是世界卫生组织认可的认证模式。引进JCI理念，开展国际医院质量标准的研究与实践，从而更好地强化医院的科学管理。

复旦大学附属华山医院是第一家引用JCI评审的西医医院，上海中医药大学附属龙华医院是第一家引用JCI评审的中医医院，七院希望建成全国第一家通过JCI评审的中西医结合医院。通过前期多次调研JCI，其对于医院提升质量品质、提升医务人员的品质有显著帮助，这是一项自上而下，全面发动的一项工作。

2014年，七院成立了JCI办公室，开展多项工作，主办推出一系列的全院竞赛活动，有效提升了全院员工关于JCI的应知应会内容，为后期实质性的落实工作打下良好基础。通过引入JCI标准，固化开展了10～20项的工作，如完善修订医院制度，开展心肺复苏培训、院感培训、消防培训等，全面提升医教研管质量，引进了医院管理的先进理念，提升了医务人员的素养。

持续改进服务质量，并坚持不懈地将其作为医院管理的重点任务，通过医院等级评审，医院品管圈应用推广，"5S"管理以及国际JCI认证，通过制度落实，考核落实，安全落实，将医院质量安全贯穿在整个医院发展的生命线当中。医院重视安全文化打造，开展全院性培训，构建了患者参与的双向循环的质量管理体系，有效夯实了质量安全文化的基石。

不停步创建附院

七院成为上海中医药大学附属医院是浦东新区卫生事业改革的重点规划，是"国家中医药发展综合改革试验区"成果的有力见证。在七院完成"创三"的蜕变发展后，与上海中医药大学合作共建，创建成为非直属附属医院，是后续转型发展的必经之路。通过附属医院的建设可以实现医教研全面可持续发展，以推动医院师资队伍、教学管理体系、教学质量保障体系等方面进一步提升和完善，将全面提升医院学科水平和优化人才梯队，提高区域医疗水平，为浦东新区北部区域80万人民群众提供多层次、多样化的医疗服务。

一、前期筹备工作

成为上海中医药大学附属医院之前的筹备工作，是非常艰难困苦的。按照当时要求，只要成为三级中西医结合医院，就应该是大学的附属医院、但创立附属医院，亦有软硬件的相关规定，如在教学时长的要求、正规的培训轮转制度和记录、教学的师资要达标、教学硬件和基地的建设等，并且需要上海市教委审批和上海中医药大学的考核。

在完成"创三"之后，七院在原有的教学基础上，逐步拓展教学资源，承担了上海中医药大学、第二军医大学（现海军军医大学）等院校的临床见习工作，打造成为高品质的教学基地。2014年，新增成为国家中医药管理局首批中医住院医师、全科医师规范化培训（培养）基地；作为大学临床医学院以康复为特色的本科生整建制教学；重新调整建立健全了中西医结合内科、外科等13个教研室，新增硕士生博士生导师，招录研究生实现零的突破。

2015年7月27日，医院迎接由上海市教育委员会、上海市卫生和计划生育委员会组织的关于创建上海中医药大学非直属附属医院的正式评审，医院历经4年的附属医院创建工作完成。此次评审通过医院的教学条件、教研室的教学查房及小讲课，现场查看支撑材料、召开座谈会等多样化形式，严格参照2015版附属医院评审新指标，对医院进行了全方位的考察。经过专家组紧张有序地检查、审核，最终专家组

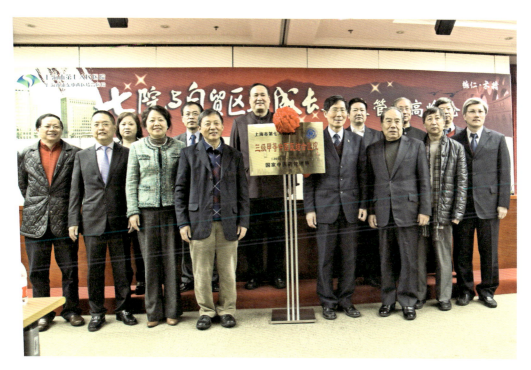

七院在自贸区管理委员会办公楼举行"三级甲等中西医结合医院"揭牌仪式（2014年1月）

一致对七院的附属医院创建工作给予了高度的肯定与赞扬。自此七院正式成为上海中医药大学的第七家附属医院。

二、医教研结合全面发展之路

自创建附属医院后，七院正式开启全面医教研发展之路，专业发展与学科建设实现共建互促，教学环境与条件日益改进，达到了医教相彰、教研结合、共同育人、共同发展的目标。

各项医疗服务指标持续增长，搭建名中医传承平台，跟师临诊学技筹划，推进以康复医学、健康管理为特色的学科建设，不断推进中西医结合内涵建设，开设专科专病诊疗方案。

2016年，七院举办了"中西融合，铸梦大同"为主题的首届《大同论坛》，该论坛现已成为七院的品牌，每年医院定期举办重要学术活动；发表高质量研究成果，在研课题人才培养项目、人才专科建设突飞猛进。

逐步拓宽多家大学成为教学医院和教学基地，如上海健康医学院、蚌埠医学院、承德医学院、大理大学等。在国家中医药管理局、上海市中医规培基地的基础上建立国家中医住院医师规范化培训基地；师资队伍建设上，临床科主任身份完成转变，硕博士生导师、研究生数量逐年递增，从2014年仅有1位硕士生导师到2022年已有119位硕士、博士生导师，真正实现了全面开花。

再创新全面医改

作为国家中医药改革唯一转型的三级甲等中西医结合医院，医改十年，七院根据医院性质、功能定位，不断推进医疗、医保、医药联动改革，以落实医改导向、维护公益性、调动积极性、保障可持续发展的目标，实现社会效益和经济效益、当前业绩和长远发展、保持平稳和持续创新相结合。

一、建立分级诊疗

医院最早的医联体，即"三高一凌"（高桥、高东、高行、凌桥），后来逐步拓展覆盖高桥、高东、高行、浦兴、曹路、凌桥6个地区的社区卫生服务中心，辐射周边5个街镇，区域面积100多平方千米，服务常住人口约80万。

在医联体管理上，七院从探索发挥中医药健康，以中西医结合健康管理为特色出发，在服务中国（上海）自贸区，开展人口健康大数据中心基础上，构建中医药健康服务和健康管理，打造七院特色的医联体服务体系。逐步形成以上海中医药大学及其附属医院为学科建设和技术支撑平台、七院为区域诊疗和服务运作平台、医联体6家社区卫生服务中心为基础服务平台的医联体"N+1+X"医疗服务模式，充分发挥医药卫生体制改革的政策引导作用，促进具有浦东特色的分级诊疗制度及模式的建立。

二、调整医疗收入结构

"腾笼换鸟"是医改的共识，即把虚高的药品和耗材价格降下来，称为"腾笼"，为提高医务性收费价格腾出空间，把医务性收费价格和医务人员待遇提高上来，称为"换鸟"。

经过10年的转型发展，不断迎合落实医改的要求，七院医疗总收入大幅度提高，药品耗材占比不断下降。在新技术，新项目的开展上，重点学科发展，中医内涵的服务，都获得了显著提升，完成了十年来的华丽转身。

三、重新布局定位医政管理

根据新形势下的医改政策，重新定位及再部署医政管理。部署兼顾业务量增长、病种结构转型及关键疗效指标，提升疾病诊疗含金量；以学科专科化、专科中心化、医技护管一体化，提升诊疗模式含金量；以外科微创化，内科介入化的理念，提升

药品、耗材及医务收入占比

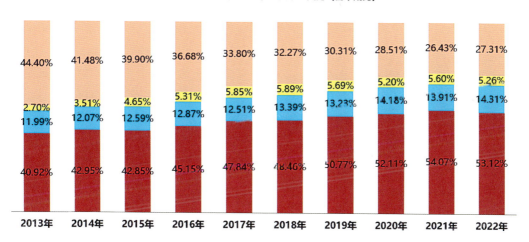

七院的医疗收入结构逐步优化（2013—2022年）

疾病技术含金量。

　　逐步探索落实强化科学配置，通过调整内科床位功能，逐步操作化和技术化，外科手术住院日间化，提高手术率微创化率，中医治疗和康复治疗并重，提升技术经济含量，内外科中西医一体化，形成专科专病治疗链，拓展开展互联网医疗、专家门诊、特需服务等服务。

迎复评问题导向

　　根据《上海市公立医院巡查实施方案（2020—2022年度）》，深入推动公立医院改革，坚持医院公益性、坚持正确办院方向、加强医院内涵建设和行业作风建设等方面的做法和经验，坚持问题导向，聚焦近年来行风问题高发、机制建设薄弱领域，及时发现存在的问题和困难，完善相关措施。把巡查工作与医院评审、绩效考核、党建工作质量评价等工作相结合，以查促改、查改结合，提升医院服务能力和管理水平。在该背景下，七院迎来等级复评审暨医院巡查。

　　2020年，七院在全力抗击新冠肺炎疫情的同时，根据国家中医药管理局和上海市中医药管理局的统一部署，迎来了新一轮中医（中西医结合）医院的等级复评审。

　　围绕医院等级复评审工作的开展，医院党政班子高度重视，第一时间组织布置，分条线研读评审标准，明确章节负责人，定期召开等评推进会议，对照标准每月自评自纠。以等级复评审为抓手，坚持"以评促建、以评促改、评建结合、重在内涵"

的指导思想，配齐配强人员，将医院后备干部、医疗护理骨干纳进，以强化队伍建设，通过标准化等评模板和同质化管理，制订医院等级评审工作实施方案，将标准细化、拆分到日常工作中。

组织多场专项工作，如个案追踪、台账督查、疑难病例讨论、专家培训等，对全院各临床科室及职能部门进行全方位、多角度的督查，扎实推进医院标准化建设，持续改进医疗质量安全，不断提高医院管理和服务水平。本次复评审核心指标和补充条款全部达标，满足三级甲等中西医结合医院标准，顺利完成等级复评审工作。

七院通过近几年坚持的转型发展理念，等级复评审评价的大部分指标表现优异，但也存在一定的短板问题，主要凸显在中医内涵和学科特色的不足。

以等级复评审为抓手，今后七院还将以精细化的医院质量管理，不断加强内涵建设，持续提升医院的综合服务能力，对进一步夯实中西医结合内涵、加强中西医结合人才队伍建设和医疗质量与安全管理等方面提出了进一步的要求；七院要坚持做浓中医，着力围绕中医特色，继续加大对中药饮片的使用、中医非药物诊疗技术开展、中医技术应用、中西医结合诊疗方案执行等中医内涵建设指标的激励机制；要在门诊继续开展中医综合治疗服务，以中医药诊疗特色技术为蓝本，鼓励临床科室结合本科室专病制订并应用一系列具有特色的中医综合治疗方案，形成独特的纵深多维度的中西医内涵建设模式。医院还要有效整合医院中医治疗资源，多学科优势互补，提升中西医结合服务能力。

通过本轮医院等级复评审，七院以"抓核心、抓内涵、强管理"为总体原则，以核心制度为抓手，进一步加强了医院中医、中西医结合内涵建设，促进了医院医教研管各方面取得长足的进步。

以"国考"检验成效

高质量发展是"十四五"乃至更长时期我国经济社会发展的主题，三级公立医院绩效考核（以下简称"国考"）是检验公立医院改革发展成效的重要标尺，也是建立现代医院管理制度的一项重要内容。七院作为国家中医药改革试验区唯一一家转型成功的三级甲等中西医结合医院，应深入推进医院高质量发展和转型升级的要求，对标国内一流研究型中西医结合医院，不断推动中医药传承创新。

随着新医改逐日深化，在社会对医院工作及服务要求的提高的背景下，国务院办公厅和国家卫健委于2019年出台了公立医院绩效考核工作细则，成为公立医院进一步发展的重要目标和方向。"国考"成绩首次放榜时，七院位于全国中西医结合医院第15名。

围绕"国考"绩效工作，七院根据领导班子配置情况，建立绩效考核领导小组名单，以"三国字"（国家三级公立医院绩效考核指标、国家三级公立中医医院绩效考核指标、国家三级中西医结合医院等级评审标准）指标为基础，搭建具有中西医结合特色的"39+X"全面质量管理模式。通过精细化医院质量管理，建立严谨的工作秩序，确保医疗质量与安全，减少医疗事故发生，促进医院管理、医疗技术、服务理念、医疗质量再上新台阶。

其中内容涵盖医疗质量管理、护理质量管理、医保管理、院感管理、设备管理、精神文明、后勤安全、教学质量、科研质量等，设立医院质量考核工作小组，每月对医院质量重点问题进行原因分析，制订整改措施，进行效果评价。

通过对"国考"的34个监测指标的对比，绘制雷达图，找到失分点，逐一落实，根据"国考"指标属性，对监测指标进行重新分工，明确指标的分管领导，管理部门及责任人，强调责任到岗、责任到人。将34个"国考"指标与医院日常质量绩效考核相接轨，每月统计，绘制雷达图，张贴在醒目位置，挂图作战，抓住攻坚点，针对薄弱指标和环节，找出根本原因，制订专项工作方案并实施，形成常态化管理机制。

经此以后，2021年七院"国考"成绩位于全国三级中西医结合医院中排名第三，首次获评等级A+，医院功能定位不断落实，医疗质量与安全持续增强，结构优化促进运营效率持续提升，科研创新能力表现突出，各项维度指标显著提升。

根据国家《关于推动公立医院高质量发展的意见》，2022年10月，上海市公立医院高质量发展名单公布，七院作为"公立医院高质量发展辅导类试点单位"，顺利入选首批试点单位名单。

根据公立医院高质量发展重点任务、评价指标以及医院高质量发展实施方案，七院持续推进和贯彻公立医院党的建设，全面落实国家和上海市公立医院高质量发展要求；集中优势资源，重点布局发展，包括中西医结合康复、中西医结合健康管理等"六大方向两大融合"为主线建设的研究型学科；推行便捷就医专项、完善日间诊疗服务、创新搭建医康融合模式、推进互联网+健康管理等提升医疗服务品质的创新模式；落实医疗服务价格、医保支付改革、药品耗材招采等政策，建立内部运营管理体系，不断推进科学化精细化管理。

医院加强对高质量发展各项工作的组织领导，建立以院领导为核心的高质量发展领导小组，全院职工统一思想，坚持中西医结合为主的办院方向，全面落实国家和上海市公立医院高质量发展要求，提升医院核心竞争力，提高医院管理水平，实现医院管理制度化、科学化、规范化、精细化、信息化，建设国内一流的研究型中西医结合医院。

在今后的发展道路上，七院将持续以三级公立医院绩效考核为抓手，进一步加强精细化运营管理，不断提升医院质量管理水平和综合服务能力，以中西医结合

"大健康、大康复、大智慧"为特色,打造极具转型示范引领效应的全国一流的研究型三级甲等中西医结合医院。砥砺奋进,勇毅前行,坚定不移迈向公立医院高质量发展之路。

(陈娇花 马慧芬)

第三节 转型升级之成效

一、通过三级医院评审成功转型

医院认真贯彻上级精神,落实《国务院关于扶持和促进中医药事业发展的若干意见》和《卫生部、国家中医药管理局关于在深化医药卫生体制改革工作中进一步发挥中医药作用的意见》《上海市委、市府关于深化公立医院体制机制改革三年行动计划(2013—2015年)》等文件确立的方针、政策,积极发挥中医药在深化医改中的重要作用,结合医院转型发展实际情况,以浦东综合配套改革试点为契机,转变发展观念,先行先试、攻坚破难,转型成功。执行浦东新区创建国家中医药发展综合实验区有关工作计划和要求,经过一年的艰苦创建,2013年,七院顺利通过了由国家中医药管理局组织的三级中西医结合医院评审,实现了二甲综合医院向三甲中西医结合医院的转型。

二、医教研全面协同发展

2015年,医院成为上海中医药大学的第七家附属医院,实现医教研全面可持续发展,以推动医院师资队伍、教学管理体系、教学质量保障体系等方面进一步提升和完善,全面提升医院学科水平和优化人才梯队。

三、管理理念大步提升

自引进品管圈、JCI,全院共计推行100多个品管圈活动,来自临床、医技、职能科室的1 000余人次参加了品管圈质量改善活动;形成标准化作业书190余份,其中长效推广应用标准95份;发表论文及大会报告30余篇;获得发明专利10余项。

(李莎莎 谢 斐)

第二章
医院质量管理体系

第一节 质量管理体系之我知

管理是转型发展的第一要素

一般而言，技术、管理和服务是医院发展进步的3个要素，它们相辅相成，相互弥补。技术的突破是需要依靠专家、名医沉淀以及时间积累的，不是一时半会儿就能形成的底蕴，管理和服务则可以通过集中医院的力量短时间内取得突破，以弥补技术和水平的不足，提升医院的整体实力。

七院是"二甲"医院的底子，与上海市众多"三甲"医院相比，学科沉淀不够，高水平人才不足，要想提升需要长期的积累。要想在夹缝中求生存，必须另辟新径，错位发展，将管理和服务做到极致。要想在相对较短的时间内让医院水平有大幅提升，就要依靠管理和服务提升医院的品质。

所以这10年，我始终坚持七院的发展理念——转型发展、管理先行。抓管理和服务是我们这几年的重点工作，向管理要质量、向管理要效益，收效显著。当然，管理先行并非不注重技术的提升；相反，我们要持续发力，将基于人的经验管理转变为基于制度和标准的循证管理，努力提升技术和水平，蓄积人才，只是这需要长期的积淀，所以这10年来，我们是先把管理和服务做上去，然后带动我们医疗整体水平的提高，全面推动医院高质量发展。

建 章 立 制

质量是医院的生命线，是评价医院整体水平的重要指标，追求质量精益求精、持续改进是医院管理的重中之重，也是我作为院长需常抓不懈的一项系统工程。

在改革发展中，必须登高望远，同时必须脚踏实地。2012年全年，七院的"创三"工作在紧锣密鼓地筹备着，而这时医院内部的考核制度还是相对随意的，环节质量、统计指标过于简陋。而质量需要与科室和个人绩效收入挂钩，未来七院的发展方式要从扩张型转为质量效益型，粗放型转为精细化管理型，改革医院内部运行机制，加强医院质量内涵建设那时就需要提上议事日程。

"好的制度，能让坏人变成好人；坏的制度，能把好人变成坏人。"这句话我经常挂在嘴边。当然，这不是说我们医院的员工好或者坏，当我们组织中的人员出现问题的时候，我们应该要去思考组织的管理制度是不是有需要完善的地方。假如你发现身边有人不求上进，不一定是他不思进取，也可能是因为现行的激励措施还不够完善。如果医院鼓励考核公平公正，优劳优酬，责重酬高，大家就会都向这个方向努力，这就是好的机制，如果没有这样的机制，时间长了，好人也养懒了。

踏倒荆棘蒺藜，路就会清晰可辨。七院附近的夏碧路延伸过去就通向我们常态化质量考核会议的"会址"——上岛咖啡。"创三"期间，我曾邀请林研（现七院副院长）、郝建国（原七院医务科科长）、王德洪（原七院财务主管）来此一起研讨七院的质量发展，探索七院的质量考核方案。后来，我们建立七院质量考核制度的会议多是在这里进行的，随后，七院的《目标责任书》《医院质量绩效考核手册》应运而生。医院在实行成本核算和全面质量考核的基础上，修订了医院绩效管理分配方案，现经过不断完善，目前已升级至6.0版。

"创三"期间，我们专门成立了质量考核管理办公室（以下简称"质管办"）。质管办就好比是医院的"宪兵队""发改委"，对整个医院的质量管理进行了有效的闭环管理。相较于其他医院质量考核频率要2～3个月一次，我们七院的质量考核是1个月一次。考核的时间越快，问题发现得越早，反馈解决得越及时，否则有问题要延后两三个月才能解决。从2012年开始一直到现在，我们每个月对全院医疗、护理、科教效益和其他部分（含医疗设备预付使用、药事管理、门急诊管理、健康管理、医院服务、后勤服务等）进行全面考核；每月质量考核分数直接和绩效分配挂钩；每月进行医院质量讲评会，分析医院质量的薄弱环节，落实整改措施。做到"早发现，管得了，运作好"。

另外，信息化也是未来我们医院质量管理的一个方向，起初我们做质量检查都是靠专人进行检查统计分析，现在渐渐地我们已经将质量检查与信息分析系统有序结合，充分发挥了信息化支撑作用，将来还要与大数据结合起来。

探索科学化管理

加强医院质量建设，需要与时俱进的管理机制和管理理念，通过科学化、标准化的管理方法代替经验管理，强化顶层制度设计。"创三"之后，我们一直在寻找抓手，来提升医院的质量内涵。

许多基层员工不理解管理，就更不会在乎质量管理，我们想到通过品管圈提质增效，推动医院质量管理。于是在2014年，就在全院推行品管圈活动，自然形成了自下而上的质量改进的探索。原来抓质量和抓管理都是院长起劲，到中层再到医务人员逐渐衰减。品管圈恰恰是从基层开始倒推，每个科1～2个圈，如何改善科室"小"的质量，让医务人员自己寻找问题、制订目标，然后组队策划、开展工作、最后进行自我评价，医务人员积极性很高，达到了很好的效果。品管圈的倒逼机制，成功推动了医院质量由上而下的提升，同时，通过品管圈，让职工提高了质量安全意识，掌握了科学化的管理工具和手段。

另外，我们还出台了"5S"管理方法，即"整理（seiri）、整顿（seiton）、清扫（seiso）、清洁（seiketsu）、素养（shitsuke）"。患者对医院的环境和安全是第一印象，往往会将院景院容与医院的质量画等号，引入"5S"管理真正打造出七院"院区园林化，管理标准化"的理念。

品管圈和"5S"管理的探索，为医院的发展做了铺垫，为了与国际接轨，稳步促进医院的质量发展，我们又引入了JCI的先进管理理念。JCI是全世界公认的医疗服务标准，代表了医院服务和医院管理的最高水平，它从侧面反映了一个医院的服务质量。JCI认证是一个"以评促建、以评促改、评建结合"的过程，我们经历了多次国外专家的现场督导与改进，在这个过程中逐步实现标准在医院的规范落地。虽然后来因为一些外部因素，我们没能接受JCI的最后认证，但JCI相关的管理理念都实现了各条线固化，我们学会了把工作目标逐项拆解，以项目方式逐一跟踪落实，我们的管理理念提升了，管理手段改进了，这就是JCI历程给我们的最大收获。

通过"国考"提升管理质量

横看成岭侧成峰，远近高低各不同。如果从不同的角度来看同一个事物，就会得出不同的结论。以前对一个医院的评价是有各种维度的，有的看医院的实力、有的看科研成果、有的看综合绩效……比如复旦排行榜、"艾力彼"排行榜、上海市三甲医院科研竞争力评价分析等，评价的结果往往大相径庭。

"国考"则是国家层面组织的针对公立医院最为系统、全面、权威的考核评价体系，"国考"成绩中薄弱的地方就是我们要改进的方向。七院牢牢把握"国考"的机会，主动适应"国考"，但是这个只依靠院长的努力效果是有限的，一定要落实到各位副院长、各个职能部门日常的工作当中去。

对照"国考"指标，根据2018年首次七院"国考"成绩及发现的问题，我们绘制成了一张医院特色的"雷达图"，每一个维度长板短板清清楚楚，我们把它叫作"破扇子"（因为雷达图中明确展示了我们的优势和短板，远看就像一把破扇子一般），把"破扇子"张贴到职能部门工作的地方和主要的会议室通过"破扇子"

的形象，让各个部门知道我们的问题在哪里，要怎样改进，质管办在这当中起到了协调推进的重要作用。2018年，第一次"国考"我们的成绩是一般的，全国三级中西医结合医院排名15。成绩出来的当天，我们就分析丢分项目、制订方案整改。通过实施项目化管理、数据化管理、政策激励，结合信息化手段，把改进任务落实到各个部门，具体责任分级落实到院长、副院长、职能部门责任人身上，这已经成为七院专项管理的常态化操作。

作为一家三级甲等中西医结合医院，国家对我们的考核不仅有中医医院绩效考核体系，还有综合性医院绩效考核体系，考核条线多、考核指标繁杂，我们要自己走出一条综合医院转型为中西医结合医院创新发展道路，这就是后来形成的"39+X"质量管理模式，它的应用大大完善了院内的质量管理考核体系。

开展门诊"333"工程

作为浦东区域的医疗中心，三级医院的定位应该是"以普通门诊为基础，专家和专病门诊为重点，高质量特需服务为亮点"。但是，我初到七院时，医院的普通门诊量占比高达90%，专家门诊量占比10%，特需门诊量仅仅是0.1%。"创三"之后，我们医院的业务发展定位除了承担常见病、多发病的诊疗，还应承担疑难危重症的诊治，这就应当发挥专家门诊的作用。同时，"十三五"规划中，我们医院的战略是要满足区域不同层次人员的就医需求，要舒适就医环境与优质就医服务相结合，那就需要发展专家、专病和特需门诊，为周边人群提供高质量的医疗服务。在此基础上，门诊"333"工程应运而生——即专家门诊、专病门诊、普通门诊的合理构成，将整体平衡为各三分之一。经过多年的调整布局，目前我们的专家门诊量在持续增加，门诊组成也日趋合理。截止到2022年底，七院普通门诊量占40%、专病门诊量占35%、专家门诊量（含特需门诊）占25%，"333"工程目标初见成效。

（王杰宁）

第二节   质量管理体系之我行

夯基础健全规章制度

一、建章立制

质量管理是医院的生命线，是医院持续发展的基石，七院把握创建三级中西医结合医院契机，在上级部门及上海中医药大学等各级领导的指导与支持下，在原有的质量管理基础上，引入现代医院管理与质量控制先进理念，按照国家中医药管理局颁布的《三级中西医结合医院评审标准（2012年版）》，结合《上海市三级综合医院评审标准（2010年版）》、上海市各医学专业质量控制中心的标准等，七院重新修订质量考核标准，借此完善质量管理构架、明确质量管理职责与分工、规范质量管理流程，为扎实做好创建三级中西医结合医院工作奠定了基础。"创三"前后，我们注重改革医院内部运行机制，加强医院质量内涵建设，将七院质量管理的相关内容成册印发，旨在进一步提升全员质量意识、医院质量管理水平。将质量融入每个医疗行为、医疗活动中。同时积极探索建立三级中西医结合医院的内涵质量管理体系，完善以质量为基础的绩效考核机制。通过年度目标责任书考核及月度质量考核临床科室，该模式自2012年开始不断探索优化，截至2022年，目前已完善升级至6.0版本。

二、绩效管理

绩效管理是提升医疗管理水平的有效方法，已成为现代医院管理制度的重要组成部分。七院自提出"转型发展，管理先行"的发展理念后，开启全面质量管理时代，突出"科学、规范、合理"的原则，进行质量考核标准的修订，探索完善了三级中西医结合医院内涵质量管理体系，建立了以医疗质量和服务效率为基础的绩效考核机制。同时为体现医院科学管理内涵，医院在实行成本核算和全面质量考核的基础上，修订医院绩效管理分配方案，修订以成本核算为基础、全面质量考核为依据，体现奖优罚劣原则，突出医院和各科室在发挥中医药特色方面的激励与惩罚措施；体现院科两级科学管理；进一步强化科室成本意识，凸显医疗服务的社会效益；调整医疗收支的归属原则和分配系数，体现重技术、重质量、重实绩、重贡献的公平公正的分配激励机制。科学设定工作目标，动态调整考核指标，以"抓重点、补短板"为原则，抓取关键、失分指标进行考核。

三、全面质量管理

全面质量管理是一种全面、持续、系统的质量改进方法，其核心理念是鼓励全体员工参与到质量管理的过程中。首先，七院建立了以院长为医院质量管理第一责任人，构建起了医院质量管理组织架构体系，通过医院质量与安全管理委员会对全院质量进行管理。在医院质量与安全管理委员会领导下，成立医院质量考核工作小组，医院质量考核工作小组由质量管理办公室负责，医务处、门急诊办、药学部、质管办、医院感染办公室、医保办、护理部、党政办、医学装备部、后勤保障部、教学处、科研处等11个条线负责相应条线的质量考核。科室成立质量管理小组，负责本科室质量管理工作，制订质量改进与患者安全管理规程。其次，落实医院质量管理流程，每年参照国家医改、综合医院评价、医院等级评审等指标，修订完善每月考核项目，修订《医院质量绩效考核手册》。为了确保指标更有针对性，把临床业务科室分为手术科室、非手术科室、门诊科室（无住院病房）、医技平台科室四大类。设立一二级指标，设立相应权重，明确指标内涵，公开指标计算方法和评分方法，各条线每月按照《医院质量绩效考核手册》进行考核打分及评价，每月落实全面绩效考核，通过组织召开质量分析会将考核结果上报医院质量管理领导小组，考核结果提交绩效办，在绩效考核中落实，并将结果下发至各科室主任，科室主任全面负责科室医疗质量管理工作，执行医疗质量与医疗安全管理和持续改进相关任务，并将质量与绩效考核结果挂钩，落实到各主诊组与医务人员个人。

抓质控推行管理工具

近几年，随着我国推进医疗改革，各地医疗技术水平也迅速提升，医疗管理水平也随之快速提高，在实现医院精细化管理的过程中，科学管理工具必不可少，医院管理的科学化主要体现在管理工具的应用上。主要有：品管圈、"5S"管理、PDCA持续改进等，学会应用管理工具来进行医院管理的数据处理、动态分析和趋势研究，以及科学地制订医院的发展战略和解决运营中间的日常管理问题，这对于医院的品质管理十分重要。

圈名	主题
心术圈	缩短心脏介入手术接台时间
救生圈	提高血透患者动静脉内瘘的穿刺成功率
瓶管圈	提高门诊患者免疫报告的及时率
长虹圈	提高专家门诊预约率
O感圈	降低呼吸机相关性肺炎的发生率
手护圈	提高术前timeout的执行率和准确率
洋葱圈	提高危重患者交接班完整率
呵护圈	降低儿科住院患儿静脉输液外渗发生率
先行圈	提高后勤综合维修班主动服务率
瘦身圈	降低药品周转天数
心形圈	提高住院患者指测血糖使用后棉球回收率
核平圈	提高核医学科影像疑难病例诊断符合率
健康管理圈	提高检后亚健康人群干预率
爱维圈	建立重症医学术术前访视制度
醉美圈	提高老年患者麻醉效果
氧气圈	提高患者痰标本留取的采集率
能量圈	减少患者漏服药发生率
愉乐圈	提高脑卒中患者良肢位摆放正确性
啄木鸟圈	提高啄木鸟团队提出有效问题的效率
管佳圈	提高护士执行入院流程的完整性

七院第一期品管圈项目（2015年8月）

一、品管圈

品管圈（Quality Control Circle）源自20世纪50年代的美国，在20世纪60年代的日本发扬光大，作为一种改善工作质量的工具，目前已被近百个国家或地区的组织机构应用。品管圈是由基层员工组成的小组通过适当的训练及引导，使小组能够通过定期的会议去发掘分析及解决日常工作中的有关问题，其本质上是一种工作小组，主要是发挥一线工作者的积极性，主动贡献自己的智慧与创造力，由相同、相近或互补性质工作场所的人们自动自发组成数人（通常7～13人）一圈的小圈团体，围绕某一个工作主题，通过全体合作、集思广益，按照一定的活动程序，来解决工作现场、管理、文化等方面所发生的问题，是一种自下而上比较灵活的管理活动。

七院与品管圈结缘是在2014年，第一期品管圈项目由"康程医管"指导完成。第二期品管圈以培养院内辅导员为核心，共培养出12位优秀的辅导员。2015年组建医院质量改进小组（QIT）团队，借用品管手法解决医院层面跨科室问题，共完成了15个院级质量改善方案。2016年开始医院启动JCI评审项目，品管圈活动纳入JCI同步前行，转由质控办负责管理。通过品管圈活动，大家不仅学会了先进的品管手法，更懂得如何运用数据和实证来说话，从而客观地解决医院存在的质量问题，不断提升医院管理水平。

项目开展以来，全院共计完成100多个品管圈活动，选题包括但不限于医疗质量、患者安全、患者体验、医患沟通、流程再造等。来自临床、医技、职能科室的1 000余人次参加了品管圈活动；形成标准化作业书190余份，其中长效推广应用标准95份；发表论文及大会报告30余篇；获得发明专利10余项。2015年医院品管圈项目首次参加上海市医院品管圈大赛，心血管内科"心术圈"荣获上海地区2015年医院品管圈选拔赛第二名，"第三届全国医院品管圈大赛"三级医院综合组二等奖。医院连续7年参加品管圈大赛，荣获全国二等奖2项、三等奖2项、优胜奖5项，上海市二等奖3项、三等奖4项。通过品管圈活动形成的标准化成果，不但纳入医院标准化管理体系，而且与医院文化建设有机融合，渗透到全体医务人员的思想和行为中，使质量安全意识"内化于心，外化于行"，在潜移默化中形成了"人人重视质量，人人参与质量，人人享受质量"的医院质量文化。

二、"5S"管理模式

"5S"管理模式又称为五常法则，包括整理、整顿、清扫、清洁与素养5个单元，是一个全体员工共同配合参与的持续性质量改善活动，是医院进行标准化建设和精细化管理的基础。良好的"5S"管理可以有效减轻医院安全隐患、降低医院感染风险、避免仪器设备管理不当导致无法及时使用、杜绝物品管理不当导致过期造成成本的浪费，减轻物品摆放的不适当导致工作过程时间增加的浪费。因此行之有效的"5S"管理，能够为患者提供一个安全就医环境，激发员工的向心力与凝聚力，提高医院的服务品质与专业形象。

2014年召开医院"5S"模式启动大会，标志着"5S"工作就此拉开帷幕。为进一步落实好医院的"5S"管理，我们将"5S"工作纳入医院的日常运行考核体系中，让科室与职能部门主动开展并落实好各项"5S"工作。医院定期开展各类"5S"培训，培训内容包含"5S"管理理念、整理、整顿等规范，积极发挥"5S"核心骨干与"5S"联络员作用，上门开展一对一辅导，确保"5S"工作落实到位，将工作区域及生活区域全部纳入"5S"管理。"5S"管理是科室的日常工作，需要与科主任负责制相结合，科室根据自己的"5S"整理日进行全科集中强化整理，全员参与、科室保持干净整洁状态。科室设"5S"管理员配合主任护士长按整理要求对科室环境做整体规划，划定区域，定时整理，日常维护。质管办、门急诊办公室、护理部、党政办对全院各科室各职能部门每个月按计划督查，每一季度全覆盖，日常以定期督查为主，加以不定期抽查作为主要考核模式。对督查存在的问题每月在院大周会上进行展示，并与科室月度质量专项考核成绩挂钩。

医院通过行之有效的"5S"管理，完善执行标准及规范，营造安全、舒适、明亮的工作环境，养成员工良好工作作风，提高工作效率，进而确保医疗质量安全。"5S"管理是医院全体员工共同配合参与的持续性质量改善活动，是医院进行标准化建设和精细化管理的基础，在"5S"管理活动中逐步形成了制度和规范。质管办制订了《上海市第七人民医院"5S"评分标准及评分检查表》，根据医院实际情况进行不定期更新；规范各不同区域"5S"执行标准，例如病房、手术室、产房、重症监护室（ICU）、门诊诊室等；统一医院标签模板，柜门内外执行双定位标签；物品仪器定位方法统一，区域性物品全格标识法，单个物品直角画线法；生活工作区域物品排放标准及要求。医院通过数年坚持"5S"管理工作的落实，从坚持做起，体现了医院建立以患者安全为中心和效率提升的服务体系目标，树立了医院的专业化形象。

提水平引进JCI理念

JCI是世界卫生组织认可的全球评估医院品质的权威评审机构，组织制订国际标准对美国本土以外的医疗卫生机构进行评审。JCI的主题是质量与安全，评审标准的基本理念是品质管理与持续改进的原则，其为各国医疗机构提供咨询、评审评价认证服务，其评审标准经过多年实践，发展至今已十分成熟，它对我国中医医院评审也有很好的借鉴意义。

一、JCI办公室创建

要为患者提供持续、安全、高质量的医疗和护理服务，满足医院国际合作需求，就必须加强医院质量控制与患者安全体系建设。七院通过前期多次调研JCI，发现其对于医院提升质量品质，提升医务人员的品质有显著帮助。这是一项自上而下、全面发动的一项工作。该工作从2014年预备启动，成立了JCI办公室，2015年，医院正式启动JCI创建准备工作，包括JCI评审院内动员、组织、实施及分工落实等；制订评审工作行动计划，对标准进行解读，确立制度名称、制度基本内容及框架；牵头梳理和评审条款对应的院级制度SOP；组织开展质量管理工具等培训及落实工作；负责院科两级优先指标的监测管理工作等，主办推出一系列的全院竞赛活动，提升了全院员工对JCI的应知应会内容的熟悉程度，为后期实质性的落实工作打下良好基础。

二、JCI工作全面展开

2016年，医院按照国家及上海市区各级持续改建复评审标准，按照JCI医院患者安全和医疗质量保证标准梳理重点工作，完善医院各委员会组织、落实委员会管理职责，完善医院管理框架，全面开展JCI工作。在全院范围内开展多层级、多角度JCI标准普及学习、相关知识培训及全员竞赛，共组织内部JCI质量管理工具培训12场、中层以上干部章节内部培训7场，JCI辅导员深入全院所有科室共计培训390余场，开展为期3周的JCI知识竞赛，员工参与率超过90%，全院上下达成共识。与JCI总部国际咨询部签订咨询协议，2016年9月开展了为期1周的设施安全评估，对全院的设施及设备安全进行了全面测评，制订了改进的工作计划及进度。同年11月进行了为期1周的JCI标准解读，针对JCI标准的16个章节面向相关科室进行了详细的解读，为2017年进行基线调查打下了坚实的基础。

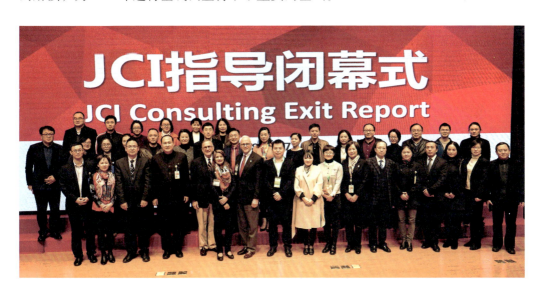

JCI指导闭幕式（2018年12月）

三、JCI固化管理

2018年，为了进行现代化医院管理，根据JCI标准要求，落实基础培训的知晓率与掌握率，医院在全院范围内启动JCI三大基础培训工作，即急救培训、院感培训、消防培训；按章节为单位，以科学性、实用性和可操作性为原则重新整理汇编医院规章制度，使各项工作规范化、制度化、程序化，让全院员工在工作中有法可依，有章可循。最后，以JCI评审标准第六版P制度为主线，共完成14个章节138条P制度审定，固化制度管理工作。

通过贯彻实施JCI评审标准，进一步完善了医院质量管理组织架构，规范了质量管理流程，强化了质量管理培训教育，普及了质量管理方法，营造了以患者为中心的医院安全文化，集中优势资源强化了对院级指标的监管。力求质量管理的理念与思维模式已然固化为每位员工的行为模式，深入至每一个工作流程与环节之中，医院服务质量与患者安全有了切实的保障。

再定位优化门诊服务

一、开展门诊"333"工程

门诊作为医院向患者提供医疗服务的主要场所，其各类资源的配置是否充足、合理，能否高效满足就诊需求，直接关系到患者的就诊体验及诊疗效果，进而影响患者对医院的满意度评价。七院转型前作为一家"二甲"医院，超过90%都是普通门诊，专家门诊占比不到10%。转型发展为三级甲等医院的区域型医疗中心后，医院功能定位发生了巨大改变，要求不仅要有诊疗常见病、多发病的能力，也要承担具备本区域急危重症抢救和疑难病症诊疗服务。所以为了满足功能定位的转变以及区域居民看病的需求，通过减少普通门诊的占比，充分发挥专家门诊和专病门诊的作用，推动门诊"333"工程，即专家门诊、专病门诊、普通门诊的合理构成，将整体平衡为各三分之一。

医院每个月根据门诊数据测算，利用质量管理工具分析门诊量、门诊增长率、专家门诊、专病门诊占比等数据，分析与反馈患者对门诊资源的需求量，对于不同科室给出差异化的门诊策略与建议。合理安排专家出诊时间，并根据患者对周六专家门诊大量的需求，逐步扩大周末专家门诊，通过把握门诊量，安排相应门诊服务，动态作息管理，满足了患者对各个门诊的需求，以不断优化门诊结构。

二、优化门诊环境布局

医院的门诊大楼始建于2000年，设计容量为2 000～3 000人次的日门诊量，在设计之初，门诊功能相对比较局限于无亚专科分化的大内科、大外科等基础功能。随着医院的发展，特别是2013年医院"创三"后，医院业务快速发展，门诊量迅速提升，亚专科迅速分化，一大批名医、专家如雨后春笋般外引、内培，门诊专科技术、中医及康复技术知名度日新月异地拓展。这就需要医院管理者不断对发展中的医院作出流程、功能的调整与完善，随之改善患者就医体验及满意度，让医院门诊敞开大门，吸纳区域百姓，创造区域健康管理品牌。为此医院门诊区作出了如下改造。

2019年3月，医院启动了门诊MMC改造。MMC是国家标准化代谢性疾病管理中心的外文缩略语，是一种创新的慢性病管理模式。医院通过MMC的建设改造，对患者提供了标准化的诊疗方案，通过先进的诊疗设备及互联网应用技术，为患者带来一站式的疾病管理、宣教、随访等医疗服务。

2019年5月，医院启动了口腔科改造。相较于大片白色的诊疗环境，仰头即是"一片蓝天"的设计风格更能带给患者良好的环境体验，心情更容易得到放松。为了配合口腔科精细化操作的特点，为患者提供明亮且独立的就诊环境，医院为口腔科搭建了分区——独立且符合院感规范的透明"格子间"，每间配备一张牙椅，目前共有17张，供医生安静操作，患者轻松治疗。同时，为响应口腔科的业务和技术发展，改造配备可视化高端牙椅、口腔科种植牙室、专用CT设备等，满足各类口腔疾病患者需求。

2019年5月，医院启动皮肤科改造项目。皮肤科从原门急诊楼二楼右侧诊疗区搬迁至一栋独立的三层小楼，总面积约808平方米，完全改变了皮肤科原本诊室和治疗室局促的局面，提升了患者就诊体验舒适感。为了进一步提升诊疗效率，还对皮肤科进行了细致的功能分区，其中一楼为就诊患者诊疗区，二楼为治疗区，三楼为美容治疗区和办公、示教区。一楼共设置独立诊室8间，诊室宽敞明亮，完全适应于皮肤科诊疗对于自然光线的需求。特设的性病诊疗室很好地保护好了患者的隐私，解决了此类疾病患者的后顾之忧。二楼治疗区共有治疗室14间，根据疾病治疗的需要分为西医治疗区和中医治疗区以及换药室。三楼前半部分为美容诊疗区，其中诊室3间，各类激光治疗室7间。后半部分为宽敞的医生办公区和示教室，为临床医务人员提供了良好的休息和学习环境。

2020年4月，医院启动了门诊二楼面积最大的东诊区的改造。以信息化诊区叫号系统配合高清分辨度的分诊及宣导电子屏，流线通畅的单向闸机就诊通道、精确计算的候诊椅与等候叫号的数据整合，完全改变了患者随便站立、无序等候的候诊状态，每位患者安安静静地坐在候诊椅上，等候医生叫号就诊，成为医院大流量门诊区域的一大亮点。

2020年11月，医院启动了儿科门急诊改造。医院儿科门急诊由门面房改建而来，原诊室环境及设备老旧。候诊区域狭小、通风条件差，疾病高发季节，人数多易导致疾病的交叉感染。医院利用"上海市综合医院示范儿科门急诊建设项目"300万的资金，开展了相应的硬件、软件建设，让儿科搬进了"新家"，暖色系的诊区，墙壁上布满了卡通形象，处处温馨可爱。在就诊之余，小朋友可以一边雾化一边看动画片，还可以至独立的游乐场嬉戏玩耍。通过打造这种符合儿童审美的就诊环境，能够充分缓解患儿恐惧心情，缓解家长的紧张焦虑，让患儿轻松愉快地完成就诊。

2022年5月，医院启动了特需门诊改造。随着医院医疗业务的发展，不同层次需求的患者对诊疗服务需求的差异化也逐渐提高，医院特需门诊原仅有2间诊室，且设施陈旧，导致就医环境及就医体验不佳。为提升患者满意度，创造更好的就医环境，医院对特需门诊进行总体改造。改造后，增加了特需诊室数量和使用功能，诊室与户外绿化有机结合，相得益彰，停车场出入口有效管控，提升了整体的舒适度和高端客户的就医体验。

2022年9月，医院启动了名医诊室改造。十年间，医院的名中医工作室从1个发展到20个，且吸引了两位国医大师来院开工作室。伴随着名医工作室的逐个揭牌落成，与之相匹配的诊区及诊室也随之落地。医院将相对独立的2号楼专家门诊区域进行改造，诊室环境优雅舒适，同时运用互联网技术，配备专业的远程互联通信设备，供名医及国医大师进行远程会诊及指导，为患者提供一站式的"名医"服务体验。

2022年9月，医院启动了妇产科门诊改造。为创造更加舒适、安全、便捷的就医环境，进一步改善患者就医体验，医院对妇产科门诊进行了升级改造。修葺一新的妇产科门诊布局更趋合理，减少了患者的无序流动；更加注重女性患者私密性，叫号就诊过程中充分保护隐私；候诊区宽敞明亮、舒适温馨，提升了患者的就诊体验。

除了对门诊环境布局进行改造，医院挖掘潜力，不断优化流程和资源配置。通过实地巡查，分析不同时间段诊室使用情况，候诊区人数，针对问题提出切实落地方案。同时，结合自助机的推广运用和门诊提前预约项目，最大程度地进行门诊流程优化，合理利用医疗资源，改善就诊秩序，提高门诊工作效率。

三、设立日间诊疗病房

日间诊疗作为一种模式化的管理手段，已经越来越被各大医院的管理者重视。医院从日间病房设计初始，就着力打造现代化、智能化的管理模式，为患者提供便捷、高效的手术，以及检验、检查、出入院、随访等一站式服务。让患者真正体验到当天入院，当天手术，当天回家的新诊疗模式。

为了更好地缓解浦东新区北片区80万老百姓"看病难、手术难"的问题，2021年，医院在门诊5楼专辟了一层楼，建设日间手术中心，将医院中西医结合、开放发展的理念更好地向国内同行及患者做展示及宣传。同时，引进国外先进理念，设立文员辅医窗口，同年9月开始日间病房、日间手术中心正式运行，将日间手术患者的门诊流程与住院流程无缝对接，从入院登记到出院的各个环节进行全过程管理，从诊间预约检查、术前麻醉评估，到预约床位、预约手术，到后期随访治疗全程实现"一站式"的管理，不需要患者过多的往返，同时日间病房还充分利用信息化手段管控日间病房的床位分配，完全开放，先到先得。主刀医生可以根据患者意愿预约手术日，真正实现公共平台的床位共享机制。

随着日间手术的不断发展，在促进医疗服务升级的同时，医院积极调整病种结构，制订了与医院病种相契合的96个日间手术病种，一年服务3 000余名患者，平均住院日缩短为1.5天，同时积极开展快速康复医疗，促进患者早日康复，减少患者疼痛，获得了广大患者的一致好评。日间医疗一方面满足了广大患者的需要，另一方面充分利用了有限的床位资源，在提升了医院CMI值的同时也获得了更好的社会效益和经济效益。医院的日间医疗还在快速发展，心理人文元素的融入、日归概念的植入，都将为日间诊疗带来更新的发展前景。

四、开设曹路门诊部

曹路门诊部是2019年浦东新区区委区政府开展"不忘初心、牢记使命"主题教育的重点项目，以解决曹路地区百姓看病难问题。经过3年的成长历程，曹路门诊部从无到有、从少到多、从细到精，取得了长足的发展。曹路门诊部与医院总部实行同质化管理，结合门急诊管理要求及同质化管理模式，重视曹路地区专家、专病等优质医疗资源的引进，派驻本院各科室的骨干力量在曹路出诊，不断提升曹路地区医疗服务能力与水平；同时将医院中医药与康复特色引入曹路，让曹路百姓也能就近体验到中西医结合的魅力与疗效。

3年来，曹路门诊部共服务患者22.7万人次，与曹路镇政府形成紧密合作，践行医院社会责任的理念，医院组建临床专家团队定期为曹路居民送健康，为百姓提供健康防护知识及健康咨询服务；与养护院结对，携手共建安心、放心、暖心的养老机构，加强养老机构工作人员考核和培训，切实提高工作人员的业务素质，更快、更好、更优地为老年人服务，为区域百姓的健康保驾护航。

补短板提升绩效考核

公立医院是我国医疗服务体系的主体，是人民群众看病就医的主要场所，是实现医疗服务高质量发展的主力军。为检验公立医院改革发展成效，2019年国务院办公厅发布《关于加强三级公立医院绩效考核工作的意见》。公立医院绩效考核，即"国考"，对于中医（中西医结合）医院考核体系由医疗质量、运营效率、持续发展、满意度评价等4个方面66个指标构成，其中国家监测指标34个，是建设高水平医院的重要指标，同时也是检验和评价公立医院高质量发展成效的重要手段，全国"一把尺子"衡量考核，直接反映了医院的综合实力和管理水平。2020年国家卫生健康委公布了2018年度全国三级公立医院绩效考核国家监测分析,"国考"成绩首次发榜,七院位于全国66家中西医结合医院中的第15名。

一、健全改进质控体系

对于"国考"成绩,医院高度重视,通过建立明确的医院三级管理层级,即委员会层级、职能部门层级、科室层级,各层级积极发挥其功能,围绕医院质量有序开展各项工作;制订并完善《上海市第七人医院绩效考核方案和管理制度》,明确医

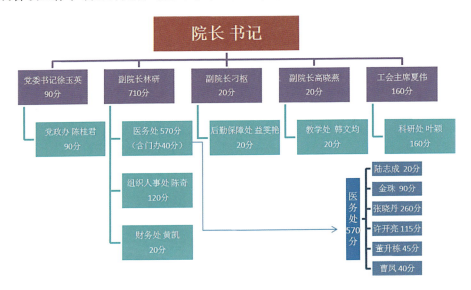

"国考"指标分数分层到院领导和相应的职能部门

实施分层管理:分管领导—职能部门—负责人员

项目	分管院长	责任部门	责任人	项目	分管院长	责任部门	责任人
1.门诊中药处方比例▲	林研	医务处	张晓丹	40.人员支出占业务支出比重▲(人员经费占比)	林研	组织人事处	陈奇
2.门诊散装中药饮片和小包装中药饮片处方比例▲	林研	医务处	张晓丹	41.万元收入能耗支出▲(万元收入能耗占比)	习枢	后勤保障处	益雯艳
3.门诊患者中药饮片使用率▲	林研	医务处	张晓丹	42.收支结余▲(医疗盈余率)	林研	财务处	黄凯
4.出院患者中药饮片使用率▲	林研	医务处	张晓丹	43.资产负债率▲	林研	财务处	黄凯
5.门诊患者使用中医非药物疗法比例▲	林研	医务处	金珠	45.门诊次均费用增幅▲	林研	医务处	曹凤
6.出院患者使用中医非药物疗法比例▲	林研	医务处	金珠	46.门诊次均药品费用增幅▲	林研	医务处	曹凤
7.以中医为主治疗的出院患者比例▲	林研	医务处	金珠	47.住院次均费用增幅▲	林研	医务处	董升栋
11.手术患者并发症发生率▲	林研	医务处	许开亮	48.住院次均药品费用增幅▲	林研	医务处	董升栋
12.Ⅰ类切口手术部位感染率▲	林研	医务处	许开亮	52.中医类别执业医师(含执业助理医师)占执业医师总数比例▲	林研	组织人事处	陈奇
16.通过国家室间质量评价的临床检验项目数▲	林研	医务处	陆志成	54.医护比▲	林研	组织人事处	陈奇
20.抗菌药物使用强度(DDDs)▲	林研	医务处	许开亮	57.1 医院住院医师首次参加医师资格考试通过率▲	高晓燕	教学处	韩文均
27.电子病历应用功能水平分级▲	林研	医务处	许开亮	57.2 医院住院医师首次参加医师资格考试通过率▲	高晓燕	教学处	韩文均
33.医疗服务收入(不含药品、耗材、检查检验收入)占医疗收入比例▲	林研	医务处	董升栋	59.每百名卫生技术人员科研项目经费▲	夏伟	科研处	叶颖
35.药品收入占医疗收入比例▲	林研	医务处	张晓丹	60.每百名卫生技术人员中医药科研项目经费▲	夏伟	科研处	叶颖
36.中药饮片收入占药品收入比例▲	林研	医务处	张晓丹	64.门诊患者满意度▲	徐玉英	党政办	陈桂君
37.医疗机构中药制剂收入占药品收入比例▲	林研	医务处	张晓丹	65.住院患者满意度▲	徐玉英	党政办	陈桂君
38.门诊中医诊疗服务项目收入占门诊医疗收入比例▲	林研	医务处	金珠	66.医务人员满意度▲	徐玉英	党政办	陈桂君
39.住院中医诊疗服务项目收入占住院医疗收入比例▲	林研	医务处	金珠				

34个"国考"指标分解到各个部门和人员落实管理

院绩效考核相关工作任务和流程。在原有的《医院质量（绩效）管理手册》中加入"国考"指标，纳入日常考核中。针对薄弱的指标明确责任部门，查找原因、系统规划、逐步推进，争取达到同级同类医院水平或明显优于同级同类医院水平。将公立医院绩效考核相关指标根据各专科特色设定个性化目标，在《科主任目标责任书》中体现，年初由院长与各临床医技科室主任进行签署，年中自评监控完成情况，年终进行考核，考核结果与科主任年终考评奖励挂钩。

二、"国考"成绩雷达图

2018年的"国考"监测成绩不理想，用雷达图绘制出来，就是一张"破扇了"图。为了更形象生动地了解和掌握"国考"动态成绩，从2020年起，七院对"国考"的34个指标进行监测，每月绘制"雷达图"。通过找到失分点，逐一落实根据"国考"指标属性，对监测指标进行重新分工，明确指标的分管领导，管理部门及责任人，强调责任到岗、责任到人，将34个"国考"指标与医院日常质量绩效考核相接轨。将"雷达图"张贴在醒目位置，挂图作战，抓住攻坚点，通过每月统计，针对薄弱指标和环节，找出根本原因，制订专项工作方案并实施。形成常态化管理机

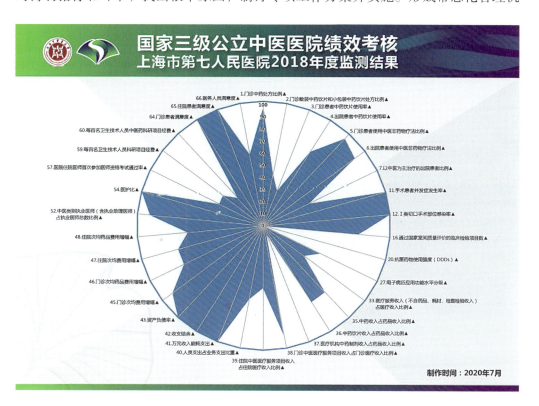

2018年"国考"成绩"雷达图"（"破扇子"图）

制，明确了医院绩效考核相关工作任务和流程，确保了所有指标运行情况均有监管与落实。在2019—2021年成绩放榜时，"国考""雷达图"逐步将薄弱指标的空白处填充，完成了"破扇子"逐步的修补完善的"蜕变"。

三、全院各方面突破提升

通过全院上下齐心协力，踔厉奋发，医院的"国考"成绩突破桎梏，稳步提升。2019年位于全国三级中西医结合医院第5名，2020年位于全国73家中西医结合医院中第6名，2021年获评等级A+，排名位列第3名。其间，医院功能定位不断落实，门诊中药处方比例、出院患者中药饮片使用率、出院患者使用中医非药物疗法比例等中医内涵特色指标增长明显；医疗质量与安全持续增强，医院不断加强核心制度落实与监管，安全意识不断加强，诊疗水平不断提高；医疗服务结构优化促进运营效率持续提升，医疗服务收入比例、中药、中药饮片、院内制剂收入稳步提升；科研创新能力表现突出，每百名卫生技术人员中医药科研项目经费逐年提高。

聚共识争创一流医院

一、建立完善"39+X"质量管理体系

医院为加强对高质量发展各项工作的组织领导，成立了以院领导为核心的高质量发展领导小组，全院职工统一思想，坚持中西医结合为主的办院方向，全面落实国家和上海市公立医院高质量发展要求，提升医院核心竞争力，提高医院管理水平，

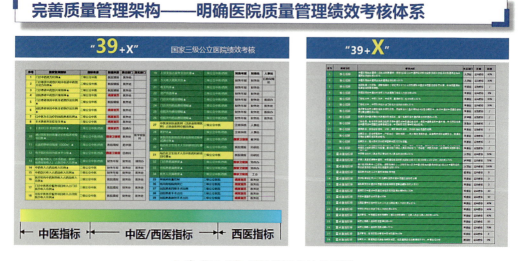

七院"39+X"质量管理考核体系图

实现医院管理制度化、科学化、规范化、精细化、信息化，建设国内一流的研究型中西医结合医院。医院建立并完善了"39+X"质量管理体系。围绕国家三级公立医院绩效考核建立高质量发展体系，以"三国字"（国家三级公立医院绩效考核指标、国家三级公立中医医院绩效考核指标、国家三级中西医结合医院等级评审标准）指标为基础，搭建具有中西医结合特色的"39+X"全面质量管理模式，通过精细化医院质量管理，建立严谨的工作秩序，确保医疗质量与安全，促进医院管理、医疗技术、服务理念、医疗质量再上新台阶。其中内容涵盖了医疗质量管理、护理质量管理、医保管理、院感管理、设备管理、精神文明、后勤安全、教学质量、科研质量等，医院每月对医院质量重点问题进行原因分析，制订整改措施，进行效果评价。

二、入选首批"公立医院高质量发展辅导类试点单位"

根据国家《关于推动公立医院高质量发展的意见》，2022年10月，上海市公立医院高质量发展名单公布，七院作为"公立医院高质量发展辅导类试点单位"，入选首批试点单位。根据公立医院高质量发展重点任务、评价指标以及医院高质量发展实施方案，七院持续推进和贯彻公立医院党的建设，全面落实国家和本市公立医院高质量发展要求；集中优势资源，重点布局发展，包括中西医结合康复、中西医结合健康管理等"六大方向、两大融合"为主线建设的研究型学科；推行便捷就医专项、完善日间诊疗服务、创新搭建医康融合模式、推进互联网+健康管理等提升医疗服务品质的创新模式；落实医疗服务价格、医保支付改革、药品耗材招采等政策，建立内部运营管理体系，不断推进科学化精细化管理。

（马慧芬　曹　凤）

第三节　质量管理体系之成效

一、医院质量管理全方位改进

医院自建立医院质量绩效考核体系后，医院的门急诊量提升50%，达150余万人次；出院人次翻番，达3万余人次；三四级手术率等逐年提升，达61.85%；患者平均住院日由12天降低至8天，药品占比、耗材占比等逐年下降至32.57%。以结果为导向，医院质量控制体系不断健全完善，将"品管圈"、"5S"、全面质量管理等管理工具引入日常医疗管理中，建立起了多部门联合的预警监控体系及长效管理机制。通过制度落实，考核落实，安全落实，将医院质量安全贯穿在整个医院发展的生命线当中，构建患者参与的双向循环的质量管理体系，夯实质量安全文化的基石。

二、质量绩效持续向好

医院围绕三级公立医院绩效考核工作，每年根据医院发展目标，不断优化各项综合指标，整合医疗资源，促进医院管理向专业化、精细化发展模式转变。医疗服务能力和科学管理水平持续提升，公立医院综合改革政策落地见效，质量绩效考核导向作用日渐显现，运营指标持续向好，病种结构转型、关键指标控制等初显成效，CMI值逐年提升至0.97，中高难度病种占比达30%，国家三级公立中西医结合医院绩效考核得分逐年提升，指标结果不断趋于合理。2021年度全国73家三级公立中西医结合医院绩效考核中，成绩位列全国第3，首次迈入A+行列，同年也顺利入选"上海市公立医院高质量发展辅导类试点单位"。

（林功晟）

第三章
医院管理队伍建设

第一节　管理队伍建设之我知

管理者要具备的能力

拿破仑曾经说过："一头狮子领导的一群绵羊，可以打败一头绵羊领导的一群狮子。"这充分说明了领导者能力的重要性。领导者的风格决定团队的风格，领头人的速度决定团队的速度，领导思维决定团队思维，领导强则团队强，领导弱则团队弱。

医院到底需要什么样的管理者？不同的医院对于管理者的要求是不一样的。对于一家已经走向正轨、高速运转的医院，可能需要专业型人才来维持或提升医院的发展及品质，考虑医院的创新或者高层次的战略管理；而对于一家在泥泞中奋力前行的医院，可能更需要综合型管理人才来管理，要求院领导将各种能力集一身，样样都会。比如：贯彻落实卫生的法律法规、经营管理、制订学科发展战略、对外拓展、协调各种社会资源、培养人才、利用人才等能力。七院"创三"的时候，在浦东新区7家综合医院中排名相对滞后，曾经"二甲"的班底也比较薄弱，而升级"三甲"就要成为浦东新区第二名，医院必须取得突破性的改变，只有在方方面面大刀阔斧地改革，才能完成这看似不可能的挑战，这就对医院领导的管理能力提出了新高度。

"光说不干假把式，光干不说傻把式，又干又说真把式。"以选拔科主任为例，科主任不仅仅需要专业知识过硬，也需要有高"情商"，可以通过理性的思维来调动资源、处理问题，协调好各方的关系。所以，我提拔医院的中层管理干部，不仅考量临床业务能力，更要看临床以外的综合能力和品格，比如：团队管理能力、综合协调能力，以及沟通交流能力。

医院管理人员是有分类和分层的。一类称作领导者，另一类称作管理者，还有一类是主管、主诊医师、护士长或班组长。人们常常把领导与管理等同，把领导者与管理者等同，实际上这不是一回事。领导的主要功能是确保组织活动的效果，领导者是要站在一定的高度做管理，讲究效益、有远见及洞察力、面向全局和未来、决定医院的路线和策略、做有风险的创新；管理的主要功能是解决组织运行的效率，管理者要把领导交代的事情做好，要站在管理者的角度，讲究效率、行事利落、高效完成工作、注重人际关系的处理；对于医院的主管、住诊医师、护士长或班组长，则更注重的是技术技能。

一个优秀的领导者也要会用人。唐代陆贽曾说："若录长补短，则天下无不用之人；责短舍长，则天下无不弃之士。"用其所长，容其所短，制其缺陷，是每一个领导者必备的素质。

七院有一支出众的科主任队伍，如顾小华、雷鸣、路建饶、赵滨、孙建明、叶玉妹、陆志成等，他们经历了"创三"，为七院立下汗马功劳。也有像急诊科张丽葳、超声科施倩、影像科宋黎涛等，他们的特点就是临床能力突出，但科研能力相对薄弱，希望他们将来的接班人能够补上短板，将学科研究带上一个新的高度。

"狮子"的团队管理

想要让员工坚定不移地跟着自己的脚步前进，就要详细、准确地描绘医院的发展蓝图，让大家清楚医院的愿景、使命和文化。赫拉利在的《人类简史》中指出："当初我们人类的老祖宗智人正是凭着想象虚构神话，让大家有了共同的信仰，遵循共同的理念规矩，才能够有机会去团结更多的人，开始更大的合作。"在比较原始的社会，我们需要神话来凝聚大家；在现代社会，我们需要的是"使命""愿景"和"文化"来做团队管理。

没有规矩不成方圆。规章制度是约束行为的重要手段，医院是一个有规则的地方，医院规章制度必须严格执行，这样可以保障医院有序运作，提高工作效率和经济效益，降低运行成本，协调内部人际关系，将内外矛盾降低到最低限度。完善的规章制度通过合理地设置权利、义务、责任，还能使所有医院职工能预测到自己的行为和努力的后果，激励他们为共同目标和使命努力奋斗。

有这样一则寓言故事：一头豹子受狮子的指派在管理10只狼，每天给他们分发食物。豹子领到肉之后，把肉平均分成了11份，自己留下1份，其他平均分给10只狼。狼各抢到1块肉，吃完之后大家都不满意，都感觉别人比自己吃得多（这就是平均主义大锅饭），于是团结起来跟豹子唱对台戏。豹子管理不好狼，就跟狮子去请教了，狮子就说："你看我的。"

第一天，狮子把肉切成11块，大小不一，然后让豹子先挑出1块，剩下的10块分给10只狼。狮子对着狼群发号施令："下面有10块肉，大小不一，大家各凭本事吃饭。"为了争到大点的肉，狼群沸腾了，蜂拥而上，恶狠狠地互相攻击，本事大的就拿了大的肉，弱小的到最后挤不上，只能挑最小的一块肉，然后大家都很太平地吃完了肉，全然不顾有些甚至连平均的那点肉都没拿到。豹子对狮子很佩服，就请教："这是什么原理？"狮子说："这就是人类的绩效工资。"第二天，又要分肉了，狮子把肉切成10块，大小不一，依然让豹子先挑出1块，将剩下的9块分给10只狼。狼群一拥而上的抢夺，最后总要有一头狼抢不到，奄奄一息，饿死了。豹子钦佩地问狮子："这是什么办法？"狮子微微一笑："听说过末位淘汰法吗？"第三天，狮子把肉分成2大块，自己拿走一块，剩下的让狼群自己分。一时间群狼疯狂争夺起来，最后，一只最强壮的狼打败其他所有狼，大摇大摆地开始享用它的战利品，它吃饱以后才允许其他狼再来吃，这些狼都成了它的小弟，恭敬地服从它的管理，按照顺序来享用它的残羹。从此狮子只需管理一只狼，只需分配给它食物，其他的再不操心。豹子佩服得五体投地，问："这是什么办法？"狮子微微一笑："听说过竞争上岗吗？"

这是一个寓言，但也是一则经典的团队管理案例。这个故事虽然很简短，但是可以从中汲取很多价值的管理方法，比如：绩效工资，末位淘汰，竞争上岗。

在用人问题上，七院始终坚持党委领导下的院长负责制，在选拔使用干部前，院长和书记酝酿协商，领导班子成员充分沟通，选拔过程公开、公平、公正，这样才能确保任命的干部有良好的工作能力和足够的岗位匹配度。

首先，我们要重视职能部门干部选拔和使用，比如，医务处是我们医院最重要的业务指挥部，金珠担任处长以来，经历了疫情防控救治，担任了防控办主任，还担任了行风办主任，工作能力水平得到了不断提升，但是医务处的工作涉及面广，光靠她一个人无法完全兼顾。所以这几年，我们先后选拔了传统医学中心主任张晓丹、急创中心副主任许开亮、卒中中心副主任杨益挺、胸痛中心副主任居海宁及康复医学中心副主任于小明5位同志来担任医务处副主任，他们既能够在医院层面帮助金珠处长开展工作，发挥协调作用，又能将5个重点领域的工作得到协调落实，借势协调解决五大学科的相关建设工作。实际上我们还有很多这样的临床科主任在医务处得到过锻炼，比如肿瘤一科主任盖云、内分泌科主任李晓华、脊柱外科主任李四波、肾病科副主任陈杰、急诊与感控部副主任徐震宇、卒中中心副主任余敏等，他们经过了职能科室的历练，回到临床科室以后从事科室管理更加得心应手。

我们还选拔了临床医技负责人来到临床职能部门来兼职，核医学科主任夏伟兼任工会主席、医学检验科主任陆志成时兼任医务处处长、针推科主任金珠现兼任医务处处长等，他们这些"两栖型"人才在我们医院管理上发挥了重要作用。

培养打造的"小鸭子"团队

我提到过不同层次的管理者需要具备什么样的能力、管理者如何做团队管理。

但现实是并没有专门培养院长、副院长的院校，也没有专门培养科主任的院校，那医院的管理团队从院长、副院长到科主任如何培养、如何胜任？这就需要大家"干中学、学中干"。我们要打造的是七院的"黄埔军校"和"小鸭子"团队，也就是建设中层干部和后备干部梯队。

眼界决定境界，思路决定出路。一个人能攀登到怎样的高度，最终由自己的眼界所决定。这十年来，七院持续不断为我们的中层干部、后备干部提供外出学习、参观、交流的机会。包括到美国梅奥医学中心、美国匹兹堡医学中心、新加坡中央医院，和我国台湾秀传医院、广东省中医医院、河北省沧州中西医结合医院、浙江省东阳市人民医院、湖北省武汉市中西医结合医院等地参观学习管理理念、硬件设施建设、流程改造、中医内涵建设等，开阔大家视野的同时，也为七院工作的开展打开思路。

同时，医院也组织中层干部、后备干部参加艾力彼医管培训、竞争力大会等提升了眼界。培训是为了胜任、学以致用，不教而战谓之杀。假如让一个没有管理经验的护士去当护士长，她本身没有管理经验，如果也从来没有受过相关管理培训，这就是捧杀。我们要先教会员工基本的管理技能，要培训她并且带着她成长到护士长的高度，再给她机会去实践、去尝试，这样她才能成长起来。没有经过系统培训的员工生产力为零甚至负数，他们也会是医院发展中最大的成本。

七院把后备医学（管理）人才亲切地称呼为"小鸭子"，人事部将"小鸭子"三部曲的视频发给每一个后备培养对象。"小鸭子"的名称得从小鸭子故事三部曲说起。第一部是小鸭子爬台阶：一只鸭妈妈带着一群小鸭子爬台阶，鸭子妈妈一下就跳上去了，小鸭子们起初爬不上去，后来在鸭妈妈的鼓励下一个个都爬上了台阶。这其实就是培养后备干部的韧劲，认定目标后只有坚持前行才能成功，当然，我们也要给年轻人试错的机会。第二部是小鸭子跳山崖：两只大鸭子（鸭爸爸和鸭妈妈）与五六只小鸭子被困在山峰，面对天敌空中攻击，只有往下跳到深谷才能存活下去。鸭爸爸和鸭妈妈先飞下去了，但是小鸭子翅膀没长好，往下跳时只能扑腾几下，有几只小鸭子鼓足勇气往下跳了，跳得好的小鸭子掌握平衡了，跳得不好的有的半路落下去，翻个滚又站起来了，也有的小鸭子跌倒后起不来了。经过恶劣环境的淘汰，小鸭子不成功便成仁。这其实就是工作实践对他们的考验，看准时机，在不确定中找到确定因素，智慧、胆魄这些都是青年干部所必备的要素，若在机遇面前不堪重任则会被淘汰。第三部是小鸭子去跳水：小鸭子们在大鸭子的带领下要从岸上跳到水中学习游泳。一开始小鸭子都不敢跳，在大鸭子的鼓励下，后来一个个地跳到水里头去游泳。小鸭子的成长其实还是需要引路人的，不管领路人是大鸭子还是比自己快半步是同伴，要学习它们的经验，可以少走成长的弯路。这三部曲只是小部分小鸭子在成长过程中要不断地面临的各种挑战，只有挑战成熟了以后，小鸭子才能变成大鸭子。

宝剑锋从磨砺出，梅花香自苦寒来。每年七院都会选出一批有潜质、有心向管理发展的好苗子着力培养，这就是我们七院的"小鸭子"。虽然很多人职称还没到副高，但我们还是按照副高的标准顶格培训。就像小鸭子去走台阶、跳山崖、去跳水，分组落实院领导带队，带着医院的"小鸭子"到外头去培训、参观、交流、去历练和应对挑战，在磨炼中快速成长，提升自己的竞争力。

通过"小鸭子"培养已经有不少人走上科室领导岗位的，如周颖、李四波、叶颖、胡静、徐顺、庄承、时扣荣、杨静、盛文博、曹涤平、张涛、卜建晨、王晨、姚晓阳、蒋黎明、张传富、张洁函、居海宁、孙芳园、陈步强、刘鹏、杨晓萍、邱晓峰、王昊、李虹、唐虹等。

能者上，平者让，庸者下

"不换脑子就换位置"这是七院在中层干部职务聘任和专业技术人员职称聘任上形成的理念。为了做好干部管理工作，形成能上能下、择优聘用的机制，医院每两年开展一次"全体卧倒"式公开中层干部职务竞聘。

医院利用每两年一次的职务竞聘，让那些"想干事、能干事、干成事"的干部脱颖而出。在2019年的岗位竞聘中，党政办主任陈娇花竞聘为健康管理部主任；科护士长金咏梅竞聘为护理部主任；科护士长曹凤竞聘为门急诊办公室副主任，而后又担任了门急诊办公室主任；科护士长龚燕岚竞聘为门急诊办公室副主任（曹路门诊部负责人）；2021年，护理部副主任邸英莲竞聘为教学处处长。这些同志在被聘任的岗位上发挥了重要作用。

在职务聘任上，坚持中层干部队伍年轻化、知识化、专业化，注重医德、医风和职业道德；整个过程体现公平、公正、公开，竞聘方案及结果经院长办公会、党委会讨论通过，同时建立健全争议协调机制；聘任方法采取等额和差额相结合的方法进行，现场竞聘评委打分占70%，上年度年终述职得分占30%。

在职称聘任上坚持定员、定编、定岗的"三定"原则，以上级岗位聘任实施方案为依据，实行总量控制；坚持以三级甲等中西医结合医院内涵建设为导向，向重点学科倾斜；优化人才队伍结构，推动科研、教学工作发展，提高学科竞争力；坚持优胜劣汰，择优聘任的原则，打破论资排辈，发挥职称聘任的杠杆激励作用。比如高级职称和中级职称指标很少，取得资格的人员很多，如果论资排辈的话，那些工作努力、科研能力强、有冲劲的年轻人会失去信心甚至流失。所以通过两年一次重新定岗、定编和竞聘，以实绩说话，以数据说话，让不思进取的人员让出位子；同时对特别优秀人员实行低职高聘，缩短职称晋级时间，充分体现能者上、平者让、庸者下。

医院不断引进人才，分别从上海市第一人民医院引进李晓华、王枫、李林霞，上海市东方医院引进庄少伟、叶亮，海军军医大学引进陈挺松、陆阳等。这类人才我们给予职称优先申报、学科建设项目倾斜、科室设备投入及耗材药品引入等资源倾向。近几年，这几位科主任在学科发展上取得了较大突破和显著成绩。

不做孤独的领跑者

医院管理有三个层次。一是无目标，各行其是。大家在一条起跑线上，发令枪一响，有的人往前，有的人往后，有的人往旁边走，有的人躺在原地不动了，各行其是。二是有目标，有规则。用目标来管理，做得好奖励，做得不好处罚，奖优罚劣，现在比较多的单位是处于这个阶段。三是个人的利益和医院的目标保持一致，医院的职工及中层干部推动着医院向目标努力。目前七院管理处于二三层次之间，医院中不乏中层干部和基层员工，愿意把医院目标作为个人的目标。

初到七院时，我未曾带一兵一卒，有人说我是"孤独的领跑者"。我反思为什么自己是孤独的领跑者，一方面可能是因为我刚来跟大家不熟悉，另一方面可能是因为我习惯从区域卫生整体管理的角度看问题，有些理论和想法比较超前，医院的中层或者基层管理者无法完全理解贯彻，意识两端并不平等，所以说我是孤独的领跑者。但是这几年我也已慢慢完成转变，领跑者不再孤独，我慢慢地组建了跟我一起向目标奔跑的团队，"富有激情，勇于创新，敢于担责"十二字激励着我领跑，作为领路人带着大家一起前进，一起成长，个中滋味，苦乐参半，但我始终为我的团队骄傲自豪。

如何提升管理内涵

七院从2013年开始，每年积极组织全院职工参加4个会议，即年终工作务虚会、科主任研讨会、年终工作总结会、年中工作会。

立足脚下，但以"虚""务""实"明思路！为什么要将七院年终工作务虚会和科主任研讨会分别召开呢？一个医院的一般员工只要懂技术、有经验，操作好设备，开好刀，开好药，做一个100%的务实者即可。但是一个中层干部管理者、科主任除要有50%务实还要有50%务虚的能力，也就是既有用于科室实际运营所需经验，又要有改革团队创新的精神和能力。而作为一个院内高层领导干部就要有100%的务虚能力，考虑医院未来发展方向战略规划的制订等。因此，医院的医务人员从上到下的每个人都要检视自己，你现在做的工作是务实还是务虚？如果科主任、中层干部整天做的是具体的务实的一般员工都可以胜任的工作，那中层干部就要努力学习了，因为他没有足够的智能储备余量可以调动。如果临床乃至管理的能力枯竭了只能靠一点可怜的经验主义工作，已经不是一个合格的干部了。所以增加学习提高认知，让七院的科主任们、中层干部们在务实的基础上学会务虚才是合格的医院管理人才。

贤者能自反，则无往不善。反思是思考总结和发现问题的重要渠道之一，院领导以及中层干部日常工作中需处理大量事务，要发现工作上的不足，经常进行自我反思、自我反省，树立端正的反思态度，抱着"吾日三省吾身"的态度，转变固定思维，跳出舒适圈，向更高标准看齐，才能真正发现自己的短板，不断加以改正，形成深学、细照、笃行的良性循环，开拓工作新思路，谋求发展新突破。因此开好年中工作会和年终工作总结会都对每一步的工作推进都有着积极作用。

七院将每年的年终会议定在岁末年初这段时期，总结上一年工作、梳理下一年工作思路，前一年工作的总结是医务人员都需要的，也是对自己一年的工作做个回顾。要站在高于自己的位置看整年的收获。这个过程不是工作的简单罗列，不是流水账的体现，而是一种归纳总结，从另一个维度来看待自己一年以来在医院的表现。其次，要细致地对比年初的计划，正确看待自己的不足。每项工作在执行过程当中虽然已尽量做到完善，但是也无法做到极致，每项工作的结束，都能使医务人员有所收获和成长，其中不足的地方也同时体现。怎样再进行完善，怎样可以避免问题，怎样可以做得更好，是我们在一项工作结束后最大的收获。最后，通过分析收获和不足，归纳出接下来相同的工作方法和策略，这是最重要的部分。只有这样，一年的工作结束后，才可以看到自己的成长，看到整体科室的成长，看到整个医院团队的成长，收获更高的效率和解决困难的方法。

（王杰宁）

第二节　管理队伍建设之我行

党委领导集体决策

医院全面执行和落实党委领导下的院长负责制。医院党委发挥把方向、管大局、作决策、促改革、保落实的领导作用，在医院章程中明确党建工作的内容和要求，明确党委研究决定医院重大问题的机制，把党的领导融入医院治理全过程各方面各环节，把党的建设各项要求落到实处。

医院健全完善党委会和院长办公会议事决策制度，严守议事规则。制订医院章程，严格执行《上海市第七人民医院党委会议事规则》《上海市第七人民医院院长办公会议事规则》两个议事规则，落实"三重一大"决策程序，加强党风廉政建设，着力构建党委统一领导、党政分工合作、协调运行的工作机制。

医院坚持党管干部原则，坚持党管人才原则，通过讨论决定医院人才工作的政策措施，不断创新用人机制和优化人才成长环境。建立书记、院长定期沟通和党委领导下的院长负责制执行情况报告制度，实行集体领导和个人分工负责相结合，凡属重大问题都要按照集体领导、民主集中、个别酝酿、会议决定的原则，由党委集体讨论，作出决定，并按照分工抓好组织实施，支持院长依法依规独立负责地行使职权，院长在医院党委领导下，全面负责医院医疗、教学、科研、行政管理工作，切实落实公立医院党委领导下的院长负责制。

打造团队强化队伍

"独木不成林，单人不成阵"。要想打造一所全国一流的医院，强化人才管理队伍是最重要的核心。从"小鸭子"开始做起，一步步成为医院"三星"到后备干部再到中层干部，在整个管理人才的培养当中，我们着眼长远，明确定位，善于培养，积极打造属于七院的"黄埔军校"。

七院打破一些医院固有的"论资排辈"现象，积极动员并开展干部岗位竞聘以及职称竞聘，全院职能科室、临床医技科室、护士长的职务聘任和全体员工的职称聘任均采取竞聘上岗的形式，做到过程公开，程序严密，考核公正。坚持"能者"为七院所用，破格提拔"能者"，采取"能者上、平者让、庸者下"的竞争上岗的用人机制，创新打造管理团队。对于中层干部采取末位淘汰制，而打分从多个维度进行考核，院级高层干部考核打分，科室下级打分等。2013年底七院第一次进行该创新形式的竞聘，有数位同志职务得到提升、6位同志职务下降、8位同志岗位发生变动，变动率为44%，18名医护人员高职低聘，1名因表现突出低职高聘。从2013年到现在，每两年会有一次竞聘考核，每次都有同志职务有提升和下降的上下变化浮动。

鼓励医务员工继续提升学历层次，参加继续教育可以更好地使员工更新知识、改善知识结构、提升业务水平，医院坚持"按需培养、专业对口、学以致用"。通过与上海中医药大学、第二军医大学等实力雄厚的高校联合，开办硕士研究生课程，加强医务人员的在职高学历教育，医务人员就地学习，解决了大批医务人员外出学习受限的难题，以及外出学习费用过高等因素，又不影响科室的正常日常医疗工作。通过学历提升教育，促进了相关科室科学建设，理论实践水平得到了提高，转化为医疗科技成果。

进修访学提升境界

领导干部不仅要有担当的宽肩膀，还得有成事的真本领。从"三星"到"小鸭子"后备人才，要求七院的每一个职工不仅要善于学习，更要乐于学习，时刻保持学习热情。常怀"知识恐慌"和"本领危机"，以新本领、新状态、新作为应对七院新变化所带来的"新任务"，多学习、多思考、多研究，克服"本领恐慌"，答好七院之"卷"，为"追梦"提供不竭动力。

医院采取"请进来、送出去"的办法，通过多种培训的形式带动医院中坚技术力量的发展。打破传统的"论资排辈"选拔优秀人才的方式，每年选拔优秀人才到国内外知名医院进修学习和交流，定期开展各类学习培训班，大力拓展思维视野，激发创新活力。同时，医院积极利用上海市、医学院校、浦东新区资源，通过增加第二执业注册点等方式，柔性引进了第二军医大学及其附属医院，上海中医药大学康复医学院等近20名专家教授，作为医院学科带头人或学科指导专家，定期或不定期到医院开展学术讲座，进行会诊、手术示范，加快七院人才培养和学科建设。设立院内青年人才培养项目，积极申报各类人才培养项目，将院内人才送出去培养，到国外知名医院进修。

与中国台湾秀传医疗集团和长庚医院等医疗机构进行洽谈并签署相关合作协议，双方专家开展互访交流、选派医院医护人员赴中国台湾至对方医院进修学习，探索开展其他深层次领域的合作。积极开展与美国匹兹堡医学中心和美国梅奥医学中心的人才培养合作以及"小鸭子"的能力以及素质的培养。2014年底，5名医务人员完成美国匹兹堡医学中心进修学习，5名医务人员完成美国梅奥医学中心的进修学习。

全国各地医院的管理者都在思考如何打造优秀的医疗团队，提升自家医院的医疗技术水平。但是有的医院就忘了最重要的团队——护理团队。七院不断创新护理管理模式，打造了一支优秀的护理队伍。七院认识到全面提升护理服务水平，才能保障患者的健康和安全，从而构建和谐医患关系，维持长期可持续发展。创新采取护士长竞聘上岗机制，有2位护士长竞选上岗，19名优秀的临床护理骨干参与护士长待岗竞选。选派36名护士参加市级专科适任班及上级医疗机构相关专科知识的学习班接受系统化培训，如前往新加坡医院和中国台湾大学台湾医院参加培训，医院专科护理队伍建设得到长足有效的发展。

重视师承教育培养，制订师承教育计划，聘请上海中医药大学附属龙华医院、岳阳医院及上海市中医医院等老牌中医院的名中医，担任七院重点学科和临床科室的师承老师。借用全院"西学中"的便利，鼓励科主任和业务骨干，利用到上海中

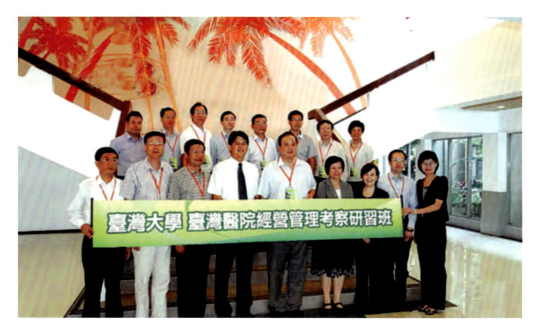

赴中国台湾大学台湾医院经营管理考察研习班合影（2013年9月）

医药大学附属龙华医院、曙光医院跟师学习机会，继承名中医经验和精神。

拓展培训强化能力

科室主任、护士长是医院的中层干部，他们的合作无处不在，作为护士的牵头人——护士长的素质能力，与医院科室主任合作的状况，成为医护和谐的关键，也是保证患者疗效与安全的重要要务。他们的管理理念和经营水平直接决定着医院的发展前景，在当前医疗行业形势下，对其岗位提出了更高的要求。医院科室主任和护士长只有不断提高管理能力和管理技能，才能赢得科室成员的心，得到医院高层领导的重视，才能在提高医院经济效益的同时，激励员工，提升和发展自身。

科主任是医院最基础且最重要的管理者。作为科室工作的负责人，其在科室建设发展中主要负责制订科室整体建设规划、科室行政安排，并组织科室成员完成医疗、教学、科研等工作，其角色具有多重性。既是科室领头人，又是学术带头人；既是管理者又是被管理者；既是领导者又是执行者；既是医生又是科研人员，还是教师。由此可见，科主任身兼医疗、教学、科研、行政管理等各项工作于一身，起着承上启下的枢纽作用。学科建设的好坏在很大程度上取决于科主任的个体素质和个人能力。对科室人员进行合理分工，使每个人发挥最大的潜能是科主任人员管理的目标和宗旨。在学科人员安排上，科主任根据人员的不同特点分配工作并制订详细的考核制度，明确各级人员的具体任务指标，定期对各级各类人员进行工作业绩考核。在科内人才使用上，要大胆引入竞争机制。人才是在不断地努力和进取中成长起来的。学科团队在相互协作的同时也要开展竞争。只有竞争才能有思路的创新、水平的提升。科主任要在保持学科团队团结协作的同时制造竞争氛围，激发每位员工的积极性。根据七院战略发展规划，医院拟定《人才队伍建设规划》，完善了配套制度：利用复旦大学、上海交通大学、同济大学、南开大学和国家中医药管理局院长职业化管理培训师资，对全体科主任、护士长进行有关医院管理的系统培训。组织部分科室主任以及优秀中层干部赴武汉市中西医结合医院、东阳市人民医院、广东省中医院等现场学习。

医院每年选送职能部门主任和护士长参加南开大学和澳大利亚弗林德斯大学合作的医院管理硕士专业班系统学习交流。为什么要选派科主任和护士长去南开大学学习呢？当时，南开大学引进了西方先进的医院管理理念，立足国情，与澳大利亚可以共同培养我国医疗卫生体系改革急需的医院管理领域高端人才。医院的经营管理和服务理念已经渗透到医院运作的每个细节，成为医院独特的文化。

聚焦目标迸发合力

院领导要学会做医院定位的领路人，学术发展导向的带头人，服务群众的贴心人。作为医院一个团队的领导引领者，医院管理层深知一个医院要想真正的发展壮大是需要集体的智慧和力量的。

优秀的医院领导者必定是汲取百家之长并加以融会贯通的学科带头人和管理者。一个称职的院领导在把握学科发展方向上还必须要博采众长。院领导应尽可能地把握现有医院发展趋势，明确每一个科室以及学科发展在其领域中的地位，并吸取别的医院中优秀团队的经验，找到适合自己医院的发展方向，在其领域中占据特定的位置，只有不断吸取其他兄弟单位的经验才能有比较，才能发现自身不足，从而促进本医院学科不断进步和发展。从2012年到今天，通过十年探索创新，建立一套适合七院转型发展特点的、具有七院特色的人才建设模式。

医院有效的理论管理体现在以下"四要"：首先要明确领导者和总体目标；第二要进行分层管理、各负其责、各司其职；第三要做到有效沟通、齐心协力；第四是遇事要通过分析、判断，充分了解事物的本质，掌握方法方式，整合力量才能取得更好的成效等。七院为进一步历练中层及以上管理干部队伍，力求打造一支"爱岗、奉献、务实、高效"的管理队伍，提升责任意识，强化团队凝聚力、向心力，加强管理人员之间的相互沟通交流，推进医院事业发展。积极组织开展院外实践拓展，院领导带头参加如"超山"活动、"我与七院一起过生日"等素质拓展活动。在每次拓展训练中，各位学员团结协作，密切配合，全身心投入。

　　为了提高七院的会议质量，改进医院工作作风，推进医院规范化、制度化建设，保证国家和医院的各项政策、决定、通知等及时贯彻执行，规范制订医院职能部门以及医务科室的沟通制度，每周一分别召开大小院务会，每周二分别召开大小院周会，确保科室主任、护士长与院领导之间有良好的沟通以及相互协作。

　　医院中层干部既是各部门的专业技术带头人，又是部门的管理者，他们的个人品德、工作态度、工作能力、工作业绩，既决定着所领导的质量和效益，又影响着医院持续、稳定、健康的发展。中层干部考核，就是通过收集、分析、评价和传递有关某一个中层干部在其工作岗位上的工作行为、表现和工作结果方面的信息，按照事先的规定标准，采用科学的方法，检查、对照和评定职工对职务履行程度，以及确定工作成绩的有效管理方法。考核是为了科学、客观、公正、公平地量化评价中层干部，使干部的动态管理落到实处，为中层管理干部的任免、奖惩、使用、晋升提供可靠的依据。七院中层干部的考核分3个部分：职能中层干部考核、临床科主任考核、医技科室科主任考核。考核的目的是让干部知道自己的工作效果，分数不是主要的，主要的是发现存在的问题，并得到及时的解决，这样才能在医院形成一个良好的干部考核氛围，杜绝不正常的人际关系影响干部的工作锐气和创新能力。

　　为表彰引领医院建设和发展的先进典型，激励甘于奉献、能力突出、表现卓越的员工和科室，七院设立院内荣誉至高奖——"院长奖"。加强医院党委领导下的院长负责制，"院长奖"每年度评选一次，分设5个专项奖：质量奖、效益奖、学科人才奖、创建奖、贡献奖，分别对应5个不同领域，以此激励广大职工继续创新有为，为医院再创佳绩。

（陈　奇）

第三节　管理队伍建设之成效

一、优化管理队伍结构

　　职务提升自2012年4月开始至今，七院通过十年的深耕厚植，已培养166名年轻骨干，约37.3%的后备干部已聘任为科室正职、副职和护士长职务，其中正职岗位（含科主任、负责人、主持工作）14人、副职岗位31人、护士长（含正、副护士长）17人，约10.8%后备干部晋升为科室副主任（后备）。

二、完善人才梯队建设

　　转型初期，全院共有正高技术职称者34人，副高92人，中级383人；博士学历

8人，硕士79人，本科483人。经过十年的深耕厚植，全院现有高级职称224人、中级626人，现有硕、博上研究生学历394人、本科学历617人。

三、各类荣誉硕果累累

转型之初，七院仅有1人为上海市名中医。十年后，院内有10人成为浦东新区名中医，2人成为全国老中医药专家学术经验传承工作指导老师，9人成为上海市中医药管理局各类人才，1人为上海市学科带头人，6人入选上海市科委"扬帆计划"，人才梯队形成金字塔结构。

（陈　奇）

第四章

医院学科建设探索

第一节　学科建设探索之我知

学科建设的合理布局

学科建设是医院长足发展的推进器。学科建设需要启动全局思维，保证学科建设思路吻合医学发展方向，甚至契合社会发展的时代潮流。随着国家对中医药事业的支持力度逐渐加大，中医药事业迎来了发展的又一个春天，七院成功转型也得益于国家对中医药事业发展的一系列的政策，对中医药事业发展的支持和倾斜，上海市和浦东新区政府对中医药事业的发展也给予了极大的扶持。

凡事预则立，不预则废。学科建设要有规划和布局，不能"脚踩西瓜皮，滑到哪里算哪里"。国家的政策要求显而易见，七院的学科建设也是紧随国家"十二五""十三五"和"十四五"规划而布局，结合医院发展目标定位来规划。

政策如何落地，关键是做好规划。在"十三五"和"十四五"期间分别聘请了复旦大学医院管理研究所和浦东新区卫生发展研究院的专家来七院进行深入的调研，调研组深入到每个临床科室摸底，每个科室结合自身建设情况进行汇报，让科室充分参与，自下而上；还依靠了专家充分解读、运用国家以及上海市前沿的卫生政策、提供横向对比的数据支撑。有了政策的依据、内外部专家充分调研和科学论证、科室的充分参与，才能确保方案的战略性、合规性、科学性、合理性和可行性，这必然是集体智慧的成果。"十三五"和"十四五"学科规划，决定七院在3～5年之内，哪些学科是医院重点发展的方向以及发展路径。

七院"十三五"的战略目标定位，是打造具有示范效应的转型发展中西医结合医院。提出了建立六大体系，即：医疗质量管理系统、临床教学管理系统、科研创新管理系统、信息化管理系统、医院服务管理系统、后勤保障管理系统；培育5个重点方向，即：心血管疾病、脑血管疾病、急救创伤、康复医学和健康管理。

七院的"十四五"战略目标定位为：努力创建国内一流的三级甲等中西医结合

医院，逐步向医教研全面发展的大学附属研究型医院迈进。提出"大健康、大康复、大智慧"的发展理念。我们将学科整合成"六部五中心"：即健康管理部、急诊与感控部、皮肤美容与烧伤医学部、泌尿及生殖医学部、胃肠疾病诊疗部、肝胆胰及肿瘤综合诊疗部；卒中中心、急创中心、胸痛中心、康复医学中心、传统医学示范中心，随着现在国家对于临床科研的愈发重视，我们根据情况又增加了科研平台（临床研究中心）。

学科建设的科学设置

医院的发展，必须以学科的发展为支撑；学科的发展，必须以人才为支撑。一流的医院，必须要有几个特色学科，要有几位名医，要有几位大师，要有源源不断的医学创新成果，要有先进的临床诊治技术和高素质的管理人员。在这里引用原上海市卫生局科教处张勘处长的一句话："学科是基础和平台，人才是根本和关键，项目是载体和抓手，成果是标志和品牌。"

医院的排名最直观地体现了医院综合实力的强弱，有多少名医、发表了多少论文、多少高级别科研项目、有多少重点学科都是影响排名的因素，但排名并不是唯一衡量医院价值的标准。我认为，医院特色要追求，医院价值更要追求。七院底子不厚，如果把全院的力量集中在一起，打造一个重点学科，势必影响其他学科的发展。所以我一直坚持七院学科发展的理念："院有重点，科有特色，人有专长。"

院有重点：作为区域性医疗中心，要生存发展，首先要解决我们老百姓的常见病、多发病，还要提升疑难危重的疾病的处置能力，例如：胸痛中心要解决心肌梗死；卒中中心要解决脑梗和脑出血的介入治疗；急创中心是和时间赛跑，抢救病人，充分发挥我们综合救治的优势并不断强化延伸，让我们医院的重点学科在救治老百姓的疾病当中体现应有的价值。

科有特色：七院有两大特色方向，一个是中西结合，另一个是早期的康复。例如：胸痛中心、卒中中心做诊疗和临床路径时，要把中西医结合和早期康复的技术和方法融入进去。别的医院卒中中心溶栓、取栓做100例，我们不能照葫芦画瓢，哪怕做50例也要做出我们的特色，我们不是靠量所取胜，要靠我们独特的中西医结合和早期康复的技术和方法的应用取胜，这才是我们应该走的发展道路。

人有专长：医生除了会按常规看病，还得有自己的绝活。一个医生的职业成长必须要有两段：一段是通科，低年资主治医师之前，要掌握所在领域的一些常见病和系统来解决一些方法；另一段是到了高年资主治医师要面临升副高的时候，必须要进入自己的亚专科，确定在亚专科发展方向才有前途，以后才能带领学科的发展。

学科建设的融合发展

原来我们的医院有些科主任，不知道自己这个学科目前处于什么阶段？要申报什么项目？应该往哪个方向发展？为此，我们在《上海市第七人民医院"十四五"学科发展规划》《上海市第七人民医院医院加强学科人才工作的几点举措》《院级人才培养计划》《医院科研成果绩效奖励办法》等制度体系的支撑下，制订了《上海市第七人民医院学科发展路线图》，学科分类依次是：薄弱扶持学科、培育提升学科、区域特色学科、示范引领学科、高峰攀登学科。让科主任明确了自己这个学科所处的位置，在医院的定位、相应层级定位、应当如何发展，这就好比一张全院"行军"的地图，全院科室看图"行军"，找到所在定位，层层递进，避免出现无序发展。

根据七院"十四五"发展规划，以高质量发展为指导，通过学科整合，打造一支作风优良、特色鲜明、技术过硬的高质量人才队伍。在学科发展上，结合医院的实际情况，基于以系统疾病为中心的多学科融合模式，我们做了学科整合探索，将能力水平参差不齐的相关科室整合为医学部，将中医西医相互补充，各学科取长补短集团作战、"抱团取暖"，以便申报高级别的学科和人才项目，争取更大的发展空间。

例如，急诊与感控部是伴随新冠肺炎疫情产生的。疫情当中有这样一个现象：急诊患者多的时候，发热门诊的患者就诊不多；发热门诊患者多的时候，患者就不敢来看急诊了。疫情时，发热门诊的人手不够，就把急诊的力量调配过去支援，等发热门诊患者少了，富余力量再到急诊去加强。另外，急诊与感控部也顺应了公共卫生的发展，在疫情期间，这样平战结合的模式，经受住了疫情的冲击，该模式得到许多同行的赞同。

皮肤美容与烧伤医学部是由皮肤科和烧伤整形科整合在一起的。皮肤科在七院是一个很有中医特色的科室，例如面部痤疮、皮肤表象的同时也会有身体内分泌失调的情况，所以采用中医药内服外用的方式，治疗就会更快见效。烧伤整形是西医特征很明显的一个学科，20世纪六七十年代七院的烧伤整形科也是上海滩知名的科室，20世纪90年代曾经入选上海市卫生局首批重点专科，曾经救治过很多严重大面积烧伤抢救案例。但随着技术进步和安全生产的改进，烧伤的病患大量减少，它也必然面临转型。目前，烧伤整形科主要病种为瘢痕的处理，采用中西医结合的方式，取得了非常好的疗效。皮肤美容和烧伤还有很多可以结合的地方，中医的治疗手段结合西医的仪器设备，往往能取得非常令人满意的成效，这个医学部的整合，获得了业界普遍的好评。

泌尿与生殖医学部是由男性病科、泌尿外科、妇产科整合起来的。随着我们国家生育政策的逐步放开，国家更加注重优生优育。针对不孕不育发病率越来越高的问题，诊治生育困难要从男女双方同时诊疗，再利用科学的手段加以治疗，直至生育出健康的宝宝。生殖医学，特别是试管婴儿方面，现在国内一些医院尝试开展中西医结合全程参与，成效相当明显。我们的姊妹医院——河北省沧州中西医结合医院，有一幢专门的生殖医学中心大楼，产生了巨大的社会效益和经济效益，值得我们好好借鉴与学习。

胃肠疾病诊疗部是由消化内科（含内镜室）、胃肠外科、肛肠科整合在一起的。以前，这些围绕消化道疾病的科室各自为战，消化内科（含内镜室）的患者做完检查就走，也没有开展相应系统的序贯化内外科治疗，所以七院把消化内科和胃肠外科整合，将胃肠相关诊疗方案一体化管理，减少老百姓往返和四处奔跑求医的问题，效果非常明显。同时，我们将肛肠科也整合进来，中医治疗肛肠疾病是非常有特色的，每个中医医院都有肛肠科，我们把胃肠和肛肠疾病整合在一起，中西医结合的治疗模式就更有了竞争力。

七院作为区域医疗的主要机构，卒中中心、胸痛中心和急创中心是为区域内老百姓提供疑难危急重症救治的，应当打造出医院的品牌特色，走学科群发展路线，带动和影响院内其他科室的发展，比如医学影像科、康复医学科、医学检验科等。其余科室也不是单打独斗，通过整合多学科资源，紧密型交叉发展，以特定疾病为中心整合资源，打破学科间的壁垒，融合全链服务，不仅使患者获得规范化、整体化的治疗，还可增强学科间交流、促进学科间合作、提高临床诊治水平。从医院管理的角度来看，学科融合发展将发挥着学科自身建设、学科之间共同建设及相互交叉协作所产生的综合效能，在管理模式创新、服务流程优化、诊疗水平提升等方面能够带来显著成效。

搭建科研平台

科研、教学、人才一体化是我们医院未来的发展方向。刚开始做学科建设时，我们的科主任还没有摸到门道，所以当时我提出来要加强对外合作，借助好平台，"医院搭平台、科室结对子、医生交朋友"，依托上海中医药大学平台借力发展我们医院的科研和教学，利用医联体的平台争取医疗资源，科主任们逐渐品出了味道。这些年来平台搭建已见成效，"大同论坛""研究所""临床研究中心"等平台竞相绽放，正在建设之中的"大影像中心"也令人期待。

以"大同论坛"为例，我们已经持续举办了7届。论坛旨在提升中西医结合学科品牌建设与管理，研究中西医结合医院的建设与发展思路，智慧医疗助力医院发展，竞争力排名与医院的管理与提升等热点议题。通过"大同论坛"，我们可以邀请国内外的专家学者汇聚探讨，利用这样难得的学术平台，开阔全院职工的学术眼界，打造医院的学术品牌。定名"大同"具备五层含义：医院位置在大同路上、中医和西医的大同、国际和国内的大同、临床和基础研究的大同、疾病与健康的大同。这个学术论坛是七院学科建设品牌的"长明灯"，我们以"大同"为基、为中西医结合为梦，不断在书写着属于七院的发展篇章。

（王杰宁）

第二节　学科建设探索之我行

"十二五"转型升级

2013年七院转型升级为三级甲等中西医结合医院，为了尽快改变二级医院原来学科运行的模式，改变既往二级医院重临床、轻科研的现状，七院充分利用"十二五"的发展机遇，开展学科发展的科研评估建设，进行了医院历史上的第一次学科科研评估，初步明确医院学科建设的目标。

一、加强专科培育

医院的专科建设侧重于临床，以提高医疗质量为中心，出发点和归宿是医疗服务。而学科建设侧重于科学研究，以出高层次、前沿性的科学研究成果，在一定科学和知识领域形成有特色和优势的学术力。

"十二五"期间，医院推动加强肾病科传统医学传承工作，传扬叶景华名中医学术思想，在医疗业务、服务能力上有较大提升。康复医学部在做强神经康复、骨伤康复的同时，开展听力康复、烧伤瘢痕康复、小儿康复等新服务；加强了康复医师和治疗师队伍，将康复服务延伸到全院各科融入临床各环节，发挥康复优势，体现全程康复理念；取得残疾人联合会、人力资源部和劳动保障部门的支持，拓展残疾人康复、工伤康复等新领域。与此同时，医院新辟了200平方米的康复治疗大厅，满足当时康复治疗项目工作的开展，为康复医技综合楼的后续使用打下基础。中医肿瘤病学科借助介入等综合治疗手段，开展了对肺癌、胃癌和肠癌等中西医结合常见优势病种治疗，不断总结和优化，并同步推进中医临床路径工作，逐步形成了中医特色优势明显的市级肿瘤重点学科。

七院着重建设国家中医药管理局"十二五"期间重点专科——肾病科、叶景华全国名中医药专家传承工作室；建设了上海市医学重点专科——康复科，上海市中医临床重点学科——中医肿瘤病学，上海市中医临床优势专科——康复科，上海市中西医结合重点病种——湿疹，为医院树立学科特色品牌形象。医院鼓励各科与康复合作、扶持与康复医学相关的项目、加大了康复医学人才培养力度、促进了各学科错位发展，形成了以康复为基础的学科特色。

二、打造人才梯队

医院实施了人才队伍建设"三年行动"计划，开展全员培训。对于骨干人才，制订和实施院级"三星"人才培养计划：即"北斗星"—"启明星"—"七院新星"。同时，医院选拔了医疗、护理、管理骨干人才赴海外培训，支持和开展学术交流，包括各种科研会议、学术报告、学术交流会议。

三、鼓励科研创新

医院对于申报的区级以上课题，按照一定的比例配备经费，鼓励高层次科研项目的承担和高等级科研成果的奖励，尤其对取得专利和实现技术转让的，不仅承担手续费用，还分别予以物质奖励，极大地提高了科研人员在科研创新与转化方面的积极性。鼓励科研产出，做到以科研促医学，以医学助科研，注重发挥学科协作力量，鼓励合作与交流，与上海市的兄弟医院联手，以课题为纽带，开展临床—科研协作。

四、提高科研质量

医院加强科研配套资金使用梳理与监管：建立科研处—财务处联动管理模式，确保每个项目资金的规范使用；提升科研资金使用效率；修订了SCI论文奖励经费、GCP改造经费等规范使用，发挥科研引领作用。对于新技术新项目的信息发布的及时同时，保持医院网站同步发布，择优刊于院报，形成了三位一体的宣传模式，推进新技术新项目的推广应用。

五、加强对外合作

医院加快了国家临床药物试验基地（GCP）申报进度，通过GCP申报，推动了临床各申报学科质量和特色建设。中心实验室在满足原有重点专科（专项）研究建设基础上，通过对临床课题设计、各级标书撰写、医护人员科研思维训练、实验基础能力提升、实验手段完善等，为临床服务，加大与上海中医药大学及其相关研究所合作，聚集院内外中西医结合人才，开拓了实验项目建设功能较齐全的中西医结合医学转化平台。

"十三五"创建附院

一、以临床问题为导向定位学科发展

2015年底，七院起草了《"十三五"学科规划描画蓝图》，全书涉及4个大类，即帮助扶持类、整合提升类、巩固提升类、培育特色类。七院围绕"提升医疗水平，解决临床问题"开展集中优势、对标一流的重点学科培养，对普通学科进行培育特色从而打造品牌。重点支持心血管疾病、脑血管疾病、急救创伤中心、康复医学与健康管理及传统医学中心5个重点专科，巩固提升肾病科、烧伤整形科、男性病3个专科，积极培育皮肤科、普外科、核医学科等14个上海市特色学科，帮助扶持肿瘤科、泌尿外科等10个科室，引导和管理在建各级重点学科/专科/病区的建设项目，高质量推进学科建设。

重点支持	心血管疾病	脑血管疾病	急救创伤中心	康复医学健康管理	传统医学中心
巩固提升	肾病科		烧伤整形科		男性病科
培养特色	皮肤科	普外科	妇产科	消化内科	呼吸内科
	内分泌科	麻醉科	重症医学部	儿科	药学部
	医学影像科	核医学科	超声诊断科		医学检验科
帮助扶持	肿瘤与介入治疗科	肛肠科	口腔科		眼科
	泌尿外科	营养科	感染性疾病科	病理科	耳鼻咽喉科

七院"十三五"学科发展定位

（一）集中优势培养对标一流的重点学科

医院以胸痛中心建设为抓手，提高了心肌梗死救治能力，建设了脏器康复高原学科，主攻中西医结合冠脉介入治疗（PCI）术后康复，同时，积极申报了中国中医医院最佳专科、浦东新区卫健委高原学科。医院还以卒中中心建设为抓手，发展了脑血管病救治体系，建设了浦东新区重点专科，主攻卒中、眩晕、神经系统退行性疾病。医院以急救创伤中心建设为抓手，提高了创伤综合救治能力，建设了浦东新区高原专科，主攻头颈颌面创伤、脓毒症脏器损伤防治、烧创伤康复。医院以传统医学中心建设为抓手，提高了中医特色诊疗能力，带动了全院中医内涵全面深化，主攻围绝经期综合征、复发性口腔溃疡、代谢性疾病。同时，医院抓住了等级复评审契机，夯实国家级肾病重点专科建设，主攻肾衰、高尿酸血症、糖尿病肾病。

（二）培育特色学科

医院整合了治未病科室和体检中心资源，打造了中西医结合健康管理部，其所处的区域为2号楼1～3楼2 000平方米，主攻儿童生长期缓慢、青少年运动健康指导、中老年慢性疲劳综合征等。医院整合了男性病科和泌尿外科资源，打造中西医结合泌尿与生殖医学部，主攻不孕不育、性功能障碍、前列腺疾病、尿路感染、泌尿系统结石等。医院整合了皮肤科和烧伤科资源，共同打造中西医结合皮肤美容与烧伤医学部，主攻湿疹、病毒疣、病理性瘢痕、急慢性创面修复等。整合消化内科和胃肠外科资源，打造中西医结合胃肠疾病诊疗部，主攻脾胃外治治疗腹痛病、结直肠良性肿瘤微创治疗术后康复、老年患者消化道手术后康复治疗等。

（三）精细化发展亚专科建设

亚专科建设是医院诊疗精细化发展方向，加快亚专科建设是医院进一步为患者提供精细化诊疗服务，加快医院高质量发展的重要举措。

自2018年起，医院对科室业务量大，技术特色鲜明的两大科室推行了亚专科精细化管理，将骨伤诊疗部精细划分为脊柱外科、创伤骨科、关节外科；将普外科精细划分为甲乳疝（含血管）外科、胃肠外科、肝胆胰外科。按照专业分科，每个亚专科分别设立科主任，开展日常的诊疗活动管理。

通过近5年亚专科工作的探索，我们不仅激发了专科的活力，更带动了专科的团队，做实基础、做精技术，专科诊疗能力和水平显著提升，有效促进了亚专科的高质量发展。

二、搭建三层人才培养梯队

打造形成一支以名中医、高层次人才为引导，带领科技人才、护理人才、后备人才三类中青年人才，具有中西医结合特色的人才梯队。

（一）引进学科带头人

中医传承：外聘引进陆李还、虞坚尔等9名名中医，并组成专家库，积极开展学术传承带教活动。与此同时，我们对上海中医药大学针灸推拿学院、中药学院、中药研究所、教学实验中心、交叉科学研究所的部分人才采取双聘，协助七院开展中医特色诊疗技术，指导人才培养，做浓中医。

西医发展：医院聘请第二军医大学附属长海医院的白冲、刘建民、于恩达、夏照帆、赵志青等西医教授作为西医学科带头人，指导临床，定期开展相关学术交流活动，做好西医。

医院针对急需发展的学科针对性引进科主任，为科室发展注入新的活力，"十三五"期间，医院新引进的科室主任共获得区级以上人才培养计划2人次、区级以上科技课题13项、区级以上学科建设项目3项。

（二）加大投入支持

医院在"十二五"和"十三五"期间，已培养8批"七院三星"，医、技、护、管各类人才共计201人次。其中对于"北斗星"，医院给予10万元课题资金支持；给予"七院名中医"5万元课题资金支持；给予"启明星"5万元课题资金研究支持；给予"中医继承人"5万元课题研究资金支持；给予"七院新星"（包括中医类别）3万元课题资金支持。

医院通过多职能部门（包括人事处、医务处、科研处、质管办、教学处、院感办）联动，从思想意识、组织能力、业务能力、管理思路4个方面开展后备医学人才的培养管理，通过一次计划、一次汇报、一次考试、一次考察、一次手册、一次档案等"九个一"进行多方位考核，着重培养了后备医学人才。

三、搭建优质资源平台

1. 做好制度体系保障

医院不断完善制度体系保障学科建设，从医疗质量管理系统、临床教学管理系统、科研创新管理系统、信息化管理系统、医院服务管理系统、后勤保障管理系统六大系统不断落实七院整体战略规划。医院以参照《重点学科建设管理办法》《院级科研项目管理办法》《科研经费管理制度》项目为抓手，托举国家自然科学基金。以《上海市第七人民医院科技绩效奖励实施办法》作为奖励牵引，并严格执行《科研成果管理办法》《参加学术会议管理规定》《学术论文管理实施办法》《知识产权管理办法》，以保障成果产出。

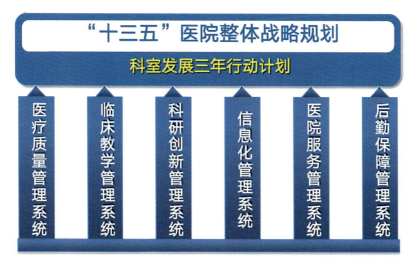

七院"十三五"医院整体战略规划图

2. 打造流派传承平台

医院依托浦东新区卫健委建设项目，推进了流派基地建设，做浓了海派中医特色内涵。"十三五"期间，医院形成了五大海派中医流派基地工作室——徐氏儿科、陆氏针灸、顾氏外科、石氏伤科、张氏内科。

3. 搭建学术交流平台

医院汇聚国内外学术前沿，邀请国内外专家学者亲临坐镇，开展学术交流活动，"十三五"期间，成功举办了五届"大同论坛"。

2016年，医院举办首届大同论坛，以"中西融合，铸梦大同"为理念，以"康复医学发展"为主题，论坛邀请了美国加州大学旧金山分校医疗中心康复医学主管、美国康复医协会主席加里·艾布拉姆斯（Gary Abrams）教授和英国利物浦约翰摩尔大学拉赫曼·哈立德（Rahman Khalid）教授以及十多位国内康复领域知名专家学者分享交流了国际康复医学发展的现状。首届大同论坛的举办标志着七院在国际学术上的主旨地位，开启了国际学术交流的新篇章。

2017年，医院举办的第二届大同论坛以"医院发展与内涵建设"为主题，论坛内容涉及中西医结合医院的建设与管理、研究型中医院建设的思路与实践、智慧医疗助力医院发展、竞争力排名对医院的管理与提升等热点议题。时任上海中医药大学校长徐建光、美国哈佛医学院教授迈克尔·理查德·汉布林（Michael Richard Hamblin）等领导专家及来自全国各地近200名全国医院院长代表出席本次论坛。

2018年，医院举办的第三届大同论坛以"中西医结合学科品牌建设"为主题，论坛内容涉及中西医结合医院的建设与管理、研究型中医院建设的思路与实践、智慧医疗助力医院发展、竞争力排名对医院的管理与提升等主题，大会邀请了中国科学院陈凯先院士、中国工程院夏照帆院士等国内外知名专家做了医院管理相关的学术报告，共500余名医院管理工作者和医务人员参加会议。

2019年，医院举办的第四届大同论坛以"中西医结合与发展"为主题，论坛内容涉及中西医结合医院的建设与管理、研究型中医院建设的思路与实践、智慧医疗助力医院发展、竞争力排名对医院的管理与提升等热点议题。中国科学院林国强院士、美国医疗管理学院大卫·法里克（David Farrick）董事、复旦大学附属中山医院党委李耘副书记、澳大利亚新英格兰大学助理教授大卫·斯图尔特·布里格斯（David Stewart Briggs）、成都中医药大学附属医院高培阳副院长，以及七院王杰宁院长，都针对学科建设主题进行了报告，专家们或结合自身探索经验，或通过各自医院的发展历程，充分讲解了如何通过学科建设推动医院快速发展，全国各地300余名医务工作者出席了本次论坛。

2020年，医院举办的第五届大同论坛以"综合医院'大康复'发展"为主题，在北京和上海两地同时召开。主会场"综合医院'大康复'发展论坛"在北京国家会议中心召开。同时，分会场在七院学术会议中心同步开启，整场论坛持续3天。内容涵盖了"'交叉与融合'中西医结合康复医学科发展模式与探索""以患者为中心'的临床&康复融合""强化综合，特色专科""区域康复医学中心的建设与引导作用""综合医院临床康复—体化的难点及解决方案""综合医院院内康复体系建设及发展模式讨论"等,为全体代表带来了最新的大康复学科前沿信息。整个论坛有800余名医务工作者参加。

4. 促建中西医结合成果转化平台

医院建设了医院科研平台——中心实验室。中心实验室集中了高水平硬件设施、汇集了高学历科研人才,集中攻关高层次科技课题,大力支撑临床科室科研,发展形成了药物化学实验室、细胞生物实验室、分子生物实验室、合作免疫组化实验室、合作动物实验室、生物样本库6大实验室平台,并且依托中心实验室积极申报国家自然科学基金项目、上海市科研课题、浦东新区科研项目等。

5. GCP临床研究平台

为了更好地适应我国临床试验发展需要,提高医院临床试验的效率与质量、使药物临床试验机构能够更加规范管理临床试验、各专业能够高质高效完成临床试验,经过国家食品药品监督管理局评审,医院于2017年5月15日获得国家药物临床试验机构资格认定证书。其中,共有7个专业组通过资格认定,分别是心血管内科、神经内科、普通外科、中医内科(肾病)、中医骨伤科、泌尿外科、妇产科。2018年成立Ⅰ期临床试验研究室,含有Ⅰ期研究型病房32张床位,大大地提高了临床创新研究内容的能力。2020年8月新增了肿瘤科、内分泌科、重症医学科3个专业组,具有GCP资质的专业组达到了10个,涵盖了大多数常见病、多发病和疑难危重疾病的临床研究领域。

"十四五"再接再厉

一、对标国内一流战略目标制订发展规划

医院积极向医教研全面发展的大学附属研究型医院迈进,凸显"中西医结合"优势,"做浓中医、做好西医、做实做特中西医结合",力争建设全国一流的中西医结合研究型医院。对标国内一流战略目标,围绕医院中西医结合与大康复的定位,在经费投入有限的情况下,坚持"有所为,有所不为",重点支持方向明确、特色突出和梯队合理的学科。同时,临床平台型科要做大做强,管理平台型科室做细、做顺,医技平台型科室做深、做精。

二、继续提高学科发展与科研水平

1. 推进国自然基金申报

医院大力推进医学研究创新工作,在国家级项目的申报中多轮指导、全程跟踪,并制订了一系列鼓励措施保障国家自然科学基金项目申报工作顺利推进。医院国家

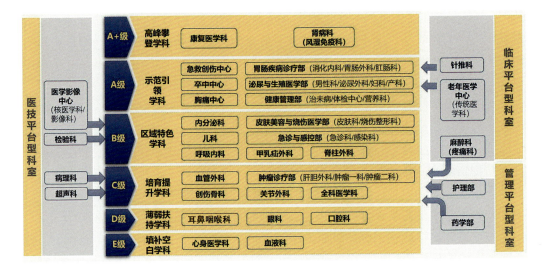

七院"十四五"学科发展规划

自然科学基金立项科室均为医院高峰高原学科建设科室，充分体现了医院学科建设所取得的成果，至此医院已获得总计27项"国自然"资助。

2. 成功举办第六、第七届大同论坛

2021年，第六届大同论坛主题为"医康融合与高质量发展"，论坛由5大篇组成：序幕——中国康复医学会医康融合工作委员会成立会议；起航篇——"首届学术论坛"开幕式；攀登篇——"医康融合助力医院发展"主题报告；逐梦篇——大同论坛启动式；奔跑篇——"中西医结合医院高质量发展"主题报告。全国众多康复领域专家及同仁汇聚于此，共同商讨具有中国特色的康复医疗发展模式，共同擘画医康融合高质量发展的宏伟蓝图！

2022年，第七届大同论坛以"医康融合增添新活力，健康管理赋予新使命"为主题，根据疫情防控要求，大会同步安排线上直播。美国国家医学院的励建安院士、中国康复医学会唐强副会长作了以"中国康复发展新理论"为主题的精彩报告，中国康复医学会副会长、上海中医药大学康复医学院院长单春雷作"脑功能障碍康复的挑战、机遇与展望"主题报告，参与大会的在线峰值5 786人，大会邀请了商讨康复医学、健康管理、数智医疗等发展热点问题，累计观看人次超过80 000人。

至今，医院已举办七届大同主论坛，全院所有临床科室都分别举办过不同场次的大同论坛分论坛，已超过100多场次，线上和线下参与人员达到20万余人次，极大地提升了医院的学术影响力，奠定了七院"大同论坛"的学术品牌。并在此基础上，分别创建了"大同课堂""大同科技节""大同青年文明号""大同健康"等系列具有七院特色的"大同"文化。

3. 推进科技人才培养工作

2021年至2022年，医院工会主席夏伟首次入选上海市卫健委公共卫生学科带头人，立项省部级上海市科委青年"科技扬帆人才"4人，立项上海中医药大学"杏林百人计划"3人、浦东新区卫健委级别的浦东新区名中医2人、浦东名中医继承人4人、浦东新区领先人才2人、浦东新区学科带头人2人、优秀青年医学人才7人。近两年，医院新立项2020年度院级人才"北斗星"11人、"启明星"22人、七院中医继承人5人、"七院新星"111人。同时定期开展人才培养对象科研培训与中期项目督查，强化人才培养质量。

4. 稳步提升课题质量

目前，医院共有在研纵向科研项目212项，其中国家级12项、省部级9项、市局级70项、区级83项，验收科研项目验收通过率100%。医院共获得华夏医学科技奖1项、上海中西医结合科技奖科普奖1项、上海市康复医学科技奖1项、浦东新区科技进步奖3项。医院近两年（2021—2022年）出版学术著作12部，其中主编6部、副主编3部、参编3部。全年新增各类学术任职127项，其中国家级学会27项、市级58项、区级14项、其他各类28项。

三、以公共平台为支撑推进中西医结合研究型医院建设

1. 完善国家药物临床试验机构

医院完善了临床研究质量保证体系，按照国家GCP规范强化临床研究的流程管理，建立基于风险管理的临床研究质量控制和项目管理系统，通过临床研究的互联网监测、稽查，实现临床研究质量管理的远程信息化，推进医院Ⅰ期临床研究室建设，提升Ⅰ期临床研究项目的信息化管理水平，深化临床研究病房内涵建设，将临床研究病房建设成为高质量临床研究示范病区，并作为规范化临床研究培训基地。成功创建Ⅰ期临床试验研究室病房，依托GCP开展Ⅱ～Ⅳ期临床试验项目21项，其中药物试验项目10项。

2. 完善生物样本库和数据管理

医院以重点病种建设为契机，建设了临床生物样本库，实现样本库信息的互联互通，同时加强样本库的安全机制管理，实现对生物样本的权限管理，建立并完善了样本库的质量控制体系及工作制度，推动临床研究数据管理的信息化建设，推动临床研究数据的集成及有效利用。形成了以七院临床科研数据管理中心，形成慢性疾病中医药防治的大数据库，开展基于临床大数据挖掘研究。

3. 推进医院临床研究中心建设

医院规划改造了医院3号楼，同时配备了专业技术设备，引进精密仪器设备，提升技术服务水平。建立集中统一、条件合格、规范管理的专业模式生物动物实验

中心，形成有中西医结合特色的实验动物使用服务管理方法。建立了研究型实验教学管理平台，建立了医学学术型研究生培养模式，培养科学素养与科研技能，加快科研产出。通过数字化建设设立"实验室信息管理系统"，实现科研信息网络化管理，提升软环境质量，提高实验室的管理效率，保证数据的溯源性、真实性。完善细化各类规章制度，包括实验室生物安全与应急预案，仪器标准操作规范，技术标准操作规范，计量管理制度。同时，医院以项目为纽带，采用灵活的管理机制，引入企业等合作单位及PI，不断完善实验平台建设，助力临床研究。

四、加强中医药循证能力建设及研究成果表达

1. 加强中医药基本循证能力建设

医院通过信息化软硬件系统购置、升级和改造等方面，在人员培训方面，分层次、分类别、重点突出地设置培训课程，做到临床研究培训制度化、规范化和系统化，在培训内容上，涵盖临床研究规范化、临床研究设计思路与方法、循证医学、医学伦理学等。建设和完善了循证中医药临床研究设计及评价技术规范，完成优势病种的中医药循证临床路径/指南的研究制订。

2. 加强院企交流合作

医院积极开展了生命科学前沿技术的研发与转化应用研究及临床评价研究；探索建立成为与生物医药、医疗大数据、人工智能等相关专业的合作模式，促进专利的授权和转化，如与上海张江（集团）有限公司、上海市生物医药技术研究院、黑龙江中医药大学附属第二医院、上海傅利叶智能科技有限公司、华润三九医药股份有限公司、鲁南制药集团股份有限公司、上海康桥药业有限公司、纳索菲德（上海）制药技术有限公司、曦嘉医疗科技有限责任公司、上海西门子医疗器械有限公司、上海银行股份有限公司均达成合作协议；建立中医特色的成果应用推广辐射平台，促进科技成果转化，构建衔接紧密、协同整合、服务临床、转化顺畅的医学科技创新体系。

五、优化研究型与专业型人才队伍结构

1. 加强临床研究队伍和能力建设

建设了一批人才引进与培养相结合、临床与基础相结合的合理的临床科研人才队伍，借势浦东新区中医人才引进计划，建立了沈宝藩国医大师、李佃贵国医大师、唐强省级名中医、王文健上海名中医、何立群上海市名中医、陈跃来上海市名中医工作室，褚立希全国名老中医药专家传承工作室。设立以项目为基础的人员编制、岗位考核评估与薪酬体系，完善医教研一体化考核分配制度；争取各级政府支持，力争进一步解决人员编配，尤其是科研人员编制和薪酬问题。

2. 建立一支"三合一"的专业化临床研究管理团队

培养了国家级、省市级、校级与院级各层次各领域专长的高层次、复合型人才；推进中西医学科人才梯队建设，特别是优秀青年人才和后备学科带头人建设。探索"全流程归一"管理模式；充分发挥了"三合一"（GCP专业人员、伦理专业人员、医学统计分析人员）的专业化临床研究管理人员团队作用，实现涵盖项目设计、立项审核、质控管理和结题验收的全流程质量管理机制，规范并简化审核手续，提升药物和器械临床试验、研究者发起的临床研究的规范性和科学性，有效保障临床研究质量。

（叶　颖）

第三节　学科建设探索之成效

一、学科梯队逐渐完善

经过10年的发展，医院形成了中西医结合的大健康、大康复、大智慧的发展理念，确立了具有学科品牌特色的六大发展方向（康复、健康管理、急救创伤、心脑血管疾病、肾病、代谢性疾病），建立了"六部五中心"的架构，向医、教、研协调发展的国内一流的三级甲等中西医结合医院奋进。

二、平台建设保障基础

整合全院科研资源，打造全院科研实验资源共享的平台，创建了七院研究平台——中心实验室。医院执行"一扩一改一展工程"方案，建设从临床研究到基础研究，再到转化研究全过程的临床研究中心。举办七届"大同论坛"，全院所有临床科室都分别举办了不同场次的大同论坛分论坛，已超过100多场次，线上和线下参与人员达到20万余人次。2022年2月，成立上海中医药大学健康管理与产业发展研究所，为七院的学科建设又增加了医学研究和学术交流的平台，带动了医院学科整体实力的快速发展。

三、综合竞争力提升

七院自转型发展以来，先后有12项次专科入选艾力彼中国中医医院最佳临床型或研究型专科，综合竞争力达到"中医医院百强"第84位，国家公立医院绩效考核排名全国中西医结合医院的第3位。

四、学科项目不断增加

10年期间，医院共获国家级、市级、区级的学科、专科、专病建设项目108项

（国家级重点专科1项、市级30项、区级77项），新获项目建设经费近1亿元，覆盖医院中西医结合康复、健康管理、急救创伤、心脑血管疾病、肾病、代谢性疾病等医院重点发展方向的学科以及医院扶植培育等学科。

五、科研课题质与量均衡发展

在10年期间，七院获得各级各类纵向科技课题立项408项，国家自然科学基金项目实现了"零"突破，并逐步形成了稳定发展的形式，共获得国家自然科学基金项目27项、省部级课题24项、市局级课题144项、区级及各协会课题213项。累计获得上级拨款3 000多万元。此外，还承担了横向课题50余项，GCP项目80余项。

六、人才队伍建设同步规划

10年来，七院共计纳入各级各类培养中人才培养项目共417项次（其中中医药类人才占比41%），国家中医药管理局人才培养项目6项、省部级人才培养项目6项、市局级人才培养项目27项、区卫健委人才培养项目86项。柔性引进国医大师2位、省级名中医等高端中医名家30多位，组成专家库，培养中医传承人才100多人。实现了人才计划立项数量跨越式增长，并在国家级、省部级和市级人才培养项目实现了"零"突破。

七、科研论文与创新专利高速增长

10年期间，七院学术论文和科技成果呈现井喷式发展，共发表中文学术期刊论文2 400余篇，SCI收录论文10年前的每年几乎为零，增长到现在每年50多篇，并且SCI单篇论文影响因子逐渐攀升；全院的国家发明专利、实用新型专利申请增长率达到每年28%，职工科技创新培训覆盖率达98%。

八、科技成果质高量多

10年期间，七院共取得科技成果奖项32项，其中上海市科学技术奖、中国中西医结合学会科学技术奖、华夏医学科技奖、上海市医学科技奖、上海市康复医学科技奖、浦东新区科技进步奖等科技奖均为取得的"零"的突破。

（刘甜甜）

第五章
医学人才梯队培养

第一节　人才培养之我知

怎样识别人才

人才是现代社会竞争与发展的重要生产力。习近平总书记曾指出，国家发展靠人才，民族振兴靠人才，人才是兴国之本、富民之基、发展之源。

广开进贤之路，广纳天下英才，才能把各方面的优秀人才集聚到我们的事业中来。那么如何识别人才呢？我非常认同这一观点："高端的人，胸怀是衡量的第一标准；中端的人，品德是衡量的第一标准；低端的人，才能是衡量的第一标准。"

我经常借用著名企业家牛根生所说的一句话："德才兼备，优先使用；有德无才，培养使用；有才无德，限制使用；有才有德，破格重用；无德无才，坚决不用。"从企业用人的角度来讲，这里的"德"就是指职业道德，比如"爱岗敬业，诚实守信、保守机密、遵纪守法、坚持准则、廉洁自律"等。人的情商很重要，人生的成就至多只有20%归功于智商，另外80%则受情商因素的影响，婚姻、家庭、社会关系，尤其是职业生涯，凡此种种人生大事的成功与否，均取决于情商的高低。

普通的员工只看到眼前的利益，把医院工作仅当作一个谋生的手段，而优秀的员工会以一个管理者的心态尽职尽责工作，把在医院就职当成一份事业，为医院出谋划策，跟医院长期共存、共同发展，将自己的价值最大化。在这里引用惠普公司文化中对忠诚的定义："只要在公司工作一天，就要替公司说话，替公司做事，就要维护公司的利益。"实际上，有一定才能但是缺乏忠诚度的人在医院是存在的，往往这种人对医院的损害很大，因为在其位却不谋其职，还会将科室的队伍带散。我们有些科主任，在医院占着科主任的位子，科室工作却不用心，只利用医院平台提升自身的职称，评上正高之后转头就离开了。也就是说，他留在"三甲"医院的目的就只是为了个人评职称而已，在位期间不仅没有为科室做过任何的谋划和打算，而且把科室队伍的人心都带散了，这样的"人才"，对医院造成的损失是显而易见的。

虽然医院在用人理念方面一定会考虑到文凭、职称、阅历、资历等，但我认为人际关系、称职程度、实践能力、奉献精神和做事风格也应该被纳入考察范围。

有高峰必有深谷。关键是领导要用人所长，避其所短，例如我们医院肝胆胰综合诊疗部的负责人、肿瘤二科主任陈挺松，他就是个比较特殊的人才。他是从上海东方肝胆外科医院引进到七院，是一位临床业务扎实，在肿瘤介入具有专长，在行业内有较强的影响力的科主任，很多外地患者慕名来求医，但是他在科室管理、临床科研及质管效益方面的短板很明显。针对这样的科主任，我们用其所长，发挥他的临床业务擅长之处，同时借助职能部门帮助和支持他提升短板和管理水平。因此，这几年他也成为"七院工匠"，发表了高水平论文，晋升了高级职称，科室管理也逐步走上了正轨。

怎样培养人才

医院的人才和学科其实是紧密相连的，医院人才的结构一定要合理：一是要有金字塔结构的布局，二是要有专业型和复合型的人才，三是引进人才不拘一格。

现在我们医院的正高职称比较少，副高比较多，中级职称很多，怎么办？这就需要建立人才能进能出、能上能下的动态竞争机制。以后是要按照编制结构来定岗的，必须推进副高升到正高。如果一些人进了副高十几年了，不进正高，那就把副高的岗位让出来，按照中级职称低聘，逆水行舟，不进则退。

原来我们这些类别的医院，只给医药护技（医生、药师、护士、技师）留有职称的发展空间，但是随着医院发展的需求，有许多相应的岗位应运而生，比如：专业的财务运营、设备后勤、健康管理、工程系列、信息系列，他们也需要成长的空间。七院在推进研究型医院建设的过程中，需要更多专业型和复合型的人才，外引内培强梯队，复合人才赢未来。医院原有编制788名，现有编制1 008名，高级职称数量增加，人员结构优化就有了空间，为此我们新增设了研究员、副研究员、高级工程师、高级会计师、高级统计师等职称岗位，如陈娇花晋升为正高级工程师、陈铭和张永涛晋升为高级工程师、刘胜珍晋升为高级统计师、叶颖晋升为副研究员，这些人的晋升为医院从事医务管理、科研管理、信息技术工程、财务及统计分析岗位的人员提供榜样和寻求专业发展的空间。

为了培养一支医教研水平较高的人才队伍，打造出七院特色学科品牌，2013年起，我们制订了《上海市第七人民医院科教兴院三年行动计划实施方案》。个人的职业规划和医院的人才发展规划是息息相关的，根据上海市的政策和七院实情，我们还制订了《人才发展全周期表》，表中清晰反映出员工自己所处的位置和之后努力发展的方向。

医院的人才培养是一个长期的过程，没有人才何谈发展？没有高水平人才哪来医院高水平崛起？七院人才培养体系中，中医人才做传承，高端人才做机制，后备人才做储备。中医人才培养，我们讲究文化传承，比如名中医拜师、建立工作室；高端人才培养，我们引进名医，双聘技术型和临床型专家，"为我所用，不一定为我所有"；但纯靠引进人才解决不了根本性问题；后备人才培养，我们对照上海市和浦东新区的人才培养计划，创立了自己的"七院三星"人才培养计划。七院原本是一家"二甲"医院，45岁至55岁的人才是有断层的，积累的人才也不多，我们把眼光放在45岁以下的人才，从医院内部发展人才，虽然培养周期长，但从内部提拔的人才也更熟悉医院情况，更跟得上医院发展的步伐。

　　所谓"七院三星"，包括"七院新星""七院启明星"和"七院北斗星"。"七院新星"即为刚刚入职2～3年的年轻医务人员，培养具有创新思维、具有技术特长、发展潜力的青年医务骨干（一般要求硕士学位及以上）；"七院启明星"为每个科室的高年资的主治医师，培养他们成为学术创新能力强、重大疑难疾病诊治能力强的学科骨干；而"七院北斗星"则培养学术拔尖、医技精湛的后备学科带头人，可以努力去冲刺上海市和浦东新区的学科带头人培养项目。"启明星"和"北斗星"等称号的人才培养计划就是专门针对中青年人才培养而专门设置的，并且鼓励中青年人才积极申报，旨在将医院的人才送出去培养，到国内外知名医院进修，开阔视野。在"三星"培养方面，医院每年都纳入培养计划50～60名人才，从中再选择一些优秀的"三星"人才开展管理岗位培训及试岗，我把他们称作"小鸭子"，也就是后备干部。我希望，我们医院有三分之一的年轻人可以逐步进入人才培养轨道，"三星"人才就是为我们的学科专业人才和后备干部队伍储备人才，为我们医院高端人才的成熟期和飞跃期打下基础，这些人才是医院的核心竞争力，将支撑医院的持续发展。

　　当然，医院这个平台对于我们医院的年轻人来说，也是不可或缺的。我们通过十年的努力，不断提升医院层级和知名度，寻求成为国内一流的三级甲等中西医结合研究型医院，就是在为医院的年轻人们打造一个值得依靠的医院平台。再好的小鸟，也不能一直在天上飞，也需要更高的平台提供支撑。所以，我们医院的年轻人需要"三甲"医院的平台支持他们逐步晋升，很欣慰，这些年七院的发展速度对得起医院的每一个员工，相得益彰，互相成就。

　　对于医院的高级职称人才，我们还设立了4个荣誉称号：荣誉员工、名誉员工、名誉专家和首席研究专家（PI）。医院的荣誉员工有叶景华、李家顺，他们是七院老一辈专家的杰出代表；名誉员工有沈远东、张怀琼、孙晓明、李荣华，他们曾经担任上海市或浦东新区卫健委领导、为七院"创三"立下汗马功劳，七院员工不会忘记他们；名誉专家是近年才开始设立的，是60岁以上长期在七院工作，为我们医院做出过重大贡献的一些老主任、老专家，三级以上教授或者是博士生导师，只要第一执业仍然在七院，这些专家都是医院的宝贵财富，即便退休医院还会继续返聘，在各个科室发挥教学指导引领的作用；首席研究专家有单春雷、陈跃来、朱德增、赵咏芳等，他们都是在国内各专业领域内的领军人物，具有较高的学术造诣。

同时，医院大力培养和打造具有中西医结合特色专长的护理人才队伍，为每位护士规划职业生涯，帮助其按照培养路径，达到培养目标并给予其相应的待遇，在职称聘任时给予相应的政策倾斜。我们将护理队伍的人才选拔分为三类：综合能力突出者培养为护理管理者/护士长；专业技能突出者培养为专科护士/护理专家；服务意识、服务水平、服务态度突出者培养为"金牌护士"。这样的分类可以发挥出我们护理队伍中不同人才的特性，人尽其用，在不同的领域打造我们护理的标杆，让每一种类型的护理姐妹都能找到自己未来发展的方向。目前，我们已经培养了150多名护理人才，她们就是七院护理的核心和骨干人群，支撑起来我们医院护理的框架，只要她们在，医院护理队伍就保持稳定和发展。

怎样使用人才

人能尽其才则百事兴。

真正优秀的员工是欢迎和渴望绩效考评的。员工在一个单位工作时，其实非常希望自己的工作成绩得到单位的承认，凭借自身的成绩获得应有的待遇，也希望通过个人努力取得事业的进步，更希望得到上级领导对自身的指点和教导。对于已经达到一定层级的中层管理干部，也同样希望得到医院的认可，得到七院的认同。为此，我在七院设立了医院管理最高奖项——"院长奖"。包含效益质量奖、学科奖、人才奖、贡献奖、创建奖。每年年底，根据七院全年各科在临床及职能上的表现，利用综合维度多项评分，评选出七院年度的院长奖。院长奖归属个人，是医院对这些员工年度成绩最高的认可。另外，七院还设立了"最具价值员工奖"，该奖项不限于医务人员，涵盖了各个领域，包括取得重要的科研成绩，新闻媒体宣传报道，在援外、援疆、援滇及相应岗位（尤其是脏苦累的岗位）做出突出贡献的员工。

当然，绩效薪酬还是医院最有用的指挥棒，这些年，我一直在致力于提升全院职工的绩效收入水平，只有实现了员工幸福，才能让大家更好地为医院服务。医院对每个员工给予包括经济性薪酬（基本薪资、绩效工资、各种津贴、保险福利、带薪休假等）和非经济性薪酬（工作认可、挑战性工作、工作环境、工作氛围、发展平台、晋升机会、能力提高、职业安全等）的鼓励，并不断根据医院阶段发展目标出台激励措施，调整指挥棒鼓励中医诊疗、康复技术的开展，激发临床科室提升中医内涵和医康融合的活力，让全院医生钻研中医有奔头、有盼头、有劲头。

十年树木，百年树人。七院的人才培养机制是从基层覆盖的，所以年轻人是有很多机会的。不论是参加国内还是国外的培训，都优先从年轻人中选拔。年轻人并非必须成长到一定阶段才能被看见，只要在院内各个领域内认真积极地发挥自己的价值，都有崭露头角的机会。而我们也会在各种各样的情境中不断发现和挖掘青年人才。当然，我也不会拘泥一格，医院的新员工、老员工，都一样是七院发展的支柱。这里又要讲到一个故事：我初到医院的时候，原医务处处长陆志成，他当时只是输血科的一个普通员工，2013年"创三"期间，春节至正式评审的一个多月中，我基本是住在医院的。在一次半夜工作检查中，找路过输血科，看到屋内还亮着灯，陆志成正在一份一份看输血病历，此刻的他并没有任何职务。我问他："你怎么这么晚还在干活？"他回答说："输血科这0.2分我是不能丢掉的。"评审1 000多分，为了这0.2分，他把将近2 000份的病例重新审核检查，这让我很感动，同时又很放心。正是有这样踏实肯干的"七院人"，他们代表着老一辈七院人执着的情怀与付出。

一旦国际形势突然出现重大变化，美国总统会说："我们的航空母舰在哪里？"我们碰到重大事情的时候，我经常说："我们的'小鸭子'在哪里？"我们医院有句调侃，说七院的"小鸭子"队伍是最"可怜"的，因为不仅经常要参加各类培训学习，而且全院最苦最累的活都是他们先上。比如：疫情突发，发热门诊面临就诊高峰，医务人员短缺，我们全院的"小鸭子"第一时间补充进来，就住在发热门诊里头；隔离点缺人的时候，我们"小鸭子"到各个隔离点去轮班；新冠疫情要求到社会大批量采集核酸的时候，"小鸭子"们积极报名，主动参与。让我感动的是，绝大多数"小鸭子"从无怨言，指挥棒指哪里，他们就去哪里，不打折扣地完成每一个任务，"小鸭子"队伍的风骨，可见一斑。确实，七院对他们的磨炼比较辛苦，磨剑的过程中难免千锤百炼，但付出和收获是成正比的，"小鸭子"成长的速度也得到了全院公认，他们，代表着七院的未来。

（王杰宁）

第二节　人才培养之我行

人才梯队的搭建与培养

人才队伍建设是医院转型发展的关键因素。发展理念的变化决定了医院人才队伍在医院发展过程中的高度，体现是否具备竞争性。人才梯队建设最终的目的是为达成医院战略目标提供人才的保证，七院在进行人才梯队建设之前，根据医院"十二五""十三五""十四五"发展规划，制订了医院的人力资源规划，以满足人才的质量与数量上的要求。

坚持"因人制宜"的培养原则，从个人的发展规律和特点出发，对接需求、强化优势，积极培养国家级、省市级、校级与院级各层次各领域专长的高层次、复合型人才；对院内人才进行分类管理，分层培养，打造医药护技专业型及管理型复合型人才，打造中西医结合人才高地，体现中医特色优势，进一步推进学科人才梯队建设，使各类人才形成合力；在每年入职培训上，七院结合自身实际特色和内涵文化，以院长作为领衔授课人，各职能部门对新员工进行全员培训，通过人才培养、学科建设等将医院发展、专业特色打造与个人职业规划有机结合，进行全周期发展培养；加强人才培养和引进双结合，建成一支德才兼备，且兼顾年龄结构和职称结构的人才队伍；做好后备人才、年轻人才的培养体系，不断完善人才保障机制和考核机制，打造全面强化多维人才培养纵深的人才梯队，为七院未来发展夯实基础。

一、分类培养护理人才

针对不同护理人才实施不同的培养，分为管理人才、专科人才及金牌护士，从不同领域进行分类培养。

1. 管理人才

通过内培、外送的形式进行护理管理人才的培养。内培方面：开设"护士长管理培训班"，邀请国内外相关护理管理专家来院授课，并组织线上相关管理理论培训，学习管理先进方法及理念；建立护理管理人才微信群，由群管理人员定期分享各类护理管理理论和方法文章，组织护理管理人才进行学习；在院内重点科室轮转，掌握更多专科及管理知识。外送方面：主要通过选送护理管理人才至国内外知名医疗机构进修学习的方式进行培养，自2012年起，医院分批次选送人员至新加坡中央医院、中国台湾秀传医院进修学习，先后共有70人完成进修；每年选送4名护士长参加上海市护理学会组织的"护士长管理培训班"，目前已有36人获得护士长管理适任证书。

2. 专科人才

有计划，分步骤地在急诊急救、手术室、危重症、血透、消毒供应、新生儿、助产等专科领域，及专科小组（伤口、静脉治疗、糖尿病等）开展专科护士培训工作，培养一批具有较高业务水平和专长，能较好地解决实际专科护理问题、专科技术难题，并指导其他护士开展相关工作的临床护理骨干。结合专科护士的特点，护理部制订符合专科护士要求的课程体系，每年院内相关科室举办"专科护士培训班"，对科室护理人员进行专科理论及技能的培训，进一步保证专科业务要求较高的特殊护理单元护理人员的业务能力，并选派人员外出参加市级专科适任班及上级医疗机构相关专科知识的学习班接受系统化培训。目前，医院培养市级专科护理人才

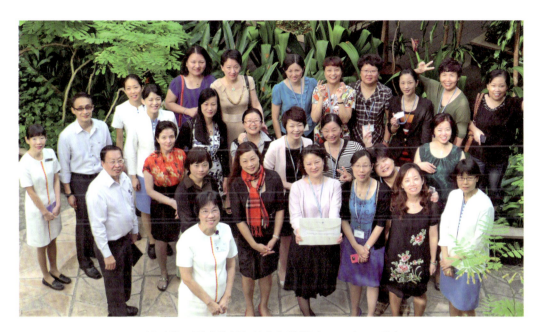

医院护理团队赴新加坡参加培训（2012年11月）

160人。

3. 服务人才

激励护理人员爱岗敬业，勇于创新，乐于奉献的良好职业操守，培养和塑造患者满意、医生满意、科室满意的服务形象；表彰在临床护理工作中服务能力突出的优秀护士，提升临床护理服务水平。为提高护士在护理服务领域的技术水平，满足人民群众日益增长的健康服务需求，每年组织召开"金牌护士"的初评及复评工作，对于这些给予服务好、综合表现优异的护理服务人才给以物质及名誉双重奖励。目前，医院培养护理服务人才10人，其中一星金牌护士8人、二星金牌护士2人。

二、中西医融会贯通的人才培养

医院坚持"做浓中医，做好西医，做实做特中西医结合"的发展策略，完善具有中医特色的优秀人才建设，充分利用上海中医药大学、海军军医大学附属医院以及上海市其他三级甲等医院优质的专家资源，对医院在临床业务、专科特色、中医药内涵建设、临床科研等方面进行有效补充与指导。同时充分发挥院内名中医、高级中医师及各类传承型中医人才的积极性，探索符合中医药人才成长和学术传承规模的中医药师承教育模式，并建立海派中医流派浦东基地或工作室进一步培养中医人才。优化中医药人员结构，为了加强中西医结合人才队伍建设，选送临床人员进行"西学中"培训，提高培训合格率。将"西学中"培训结果与临床医师的职务聘任、职称聘任、职称晋升、人才培训、进编、评优等方面挂钩，与科室绩效奖金挂钩，与科主任年度考核挂钩，陆续出台中药饮片、中医技术、中医传承激励措施，鼓励中医诊疗开展，激发临床科室提升中医内涵的活力，让医生钻研中医有劲头。目前，全院共有211人通过"西学中"学习取得证书。

对于青年医师的培养，医院通过推进中西医结合青年医师培养计划、中医技术服务能力提升专项、中医传承、中医诊疗模式、临床科室转型建设等各项工作，提升中医特色，中药饮片处方及非药物治疗比例显著提高。烧伤整形科、内分泌科、康复科等转型发展成特色鲜明的中西医结合专科，创新"三位一体"的中医综合治疗模式，有效提升中医服务能力。疑难病例讨论充分发挥多学科协作（MDT）的作用，体现了鲜明的中西医结合特色。

七院"三星"与后备干部

一、七院"三星"人才培养结构

为培养一批高水平的医学科技人才，提高医院科研与管理水平，加强人才培养，促进学科人才的可持续性发展，七院人才培养体系按照"水平绩效优先"原则，在临床、医技、护理和管理等领域重点培养"北斗星""启明星""七院新星"等各类医学人才。"北斗星"培养在学术上拔尖、医技水平精湛、团队效应突出、具有推动医学学科发展的创新能力，具有显著工作绩效的高层次医学人才；"启明星"培养具有较高素质，在卫生服务、医学教育和科研中成绩突出，能够凝聚科室力量，引领学科发展的医学人才；"七院新星"则培养具有扎实理论基础，科研思维活跃，业务水平过硬，已形成技术专长、德才兼备的优秀人才。同时专设中医类"三星"人才培养计划，以加强中医药人才队伍建设，加速中医药青年人才培养，提升三级中西医结合医院发展的内涵。通过与培养对象及其所在科室签订培养任务书，明确各方职责和任务，除资助经费以外，为培养对象在临床实践、学术交流、信息传递及相应的科研等方面创造一定的条件，并将其优先考虑推荐进入更高级别的各类人才培养计划。

为部署全周期的、规律性的人才培养方案，明确不同阶段"三星"人才成长发展方向。"七院新星"通过申报浦东新区"优青"、上海中医药大学"杏林学者"、上海市科委"扬帆计划"等人才培养项目完成专项技能进修、科研能力培养；"七院启明星"通过申报浦东新区中医继承人、上海中医药大学"杏林学者"、上海市卫健委"优青"、上海市科委"启明星"、国家"优青"等人才项目确定专业方向培养专科能力，积累科研、教学及传承成果。"北斗星"通过申请浦东新区学科带头人、上海市教委"曙光计划"、上海市卫健委"新百人"、上海市中西医结合人才、上海市"浦江人才"、国家"岐黄青年学者"、国家"杰青"等人才计划进入更广袤的天地。

医院全今已培养9批"三星"人才，输送医技护管各类人才269人次，其中30余人现已进入科主任、副主任、护士长的行列，40余人成了业务骨干。在学科发展上，42人次获得更高级别人才计划，共产出SCI论文、科研项目、学术任职、专利等科研成果1 000余项。

二、储备后备人才梯队

医院人才除了需要培育临床技术型、科研教学型等多重人才，还需要培养管理型及综合型人才。七院自"十三五"期间确立医院医学（管理）后备人才培养这一重要战略目标及任务以来，一直探索专业和管理相结合的医院复合型青年后备干部培养体系和方案，为医院储备高质量的后备干部，助力现代医院管理和促进医院高质量发展，实现医院人才持续发展、后继有人。

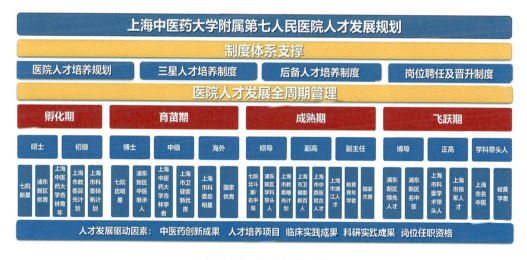

七院人才发展规划培养路线图

铸就政治素质优、专业知识扎实、管理理念强、数量充足、结构合理、群众信任的德才兼备且具有一定发展潜力的后备干部队伍，一直是这10年来七院持续推进的重要工作。医院已出台选拔后备医学（管理）人才制度，构建"医院后备干部蓄水池"，为持续发展储备人才，灌注原动力，助力医院高质量发展。参与遴选的对象不仅要求具备专业知识扎实，而且要求入选医院"三星"人才培养计划，同时结合医、技、药、护和行政不同的工作岗位对年龄、学历、职称、在医院工作年限等分别提出不同要求，通过资质审核、科教水平、专技能力、获奖情况、面试表现、医德医风、服务满意度等多维度全面测评，优胜劣汰遴选出综合素质较高的年轻后备干部队伍。

　　构建有目标、分层次、有重点、多方位，重中选重、优中择优、量体裁衣、有的放矢的后备干部培养体系。医院后备干部培养主要围绕管理知识培训、职能科室轮转实践、专业和管理相融合的双向培养，实施开展"九个一"培养方案，包括：一份计划、一位导师、一份书单、一次汇报、一次考察、一次锻炼、一次考试、一个专项、一份档案。具体培养举措包括：去医务、教学、科研、院感、质控、门急诊、后勤保障处等挂职锻炼；参加广州艾力彼全国医院竞争力大会、厦门召开的中国医院院长管理年会、南京召开的中国医院质量大会、上海召开的中国医疗发展研究中心院长论坛及绩效管理会议、北京召开的国际康复论坛大会等外出学习；参与中层干部每月培训、医院等评督导、病史书写、资料整理、早交班、大小院务会、院周会及各类活动；积极参与援鄂、援疆、援滇及去隔离点、发热门诊、发热病房等新冠疫情防控和救治活动。

　　自2016年实施起至今，医院已培养166名后备干部，约37.3%已聘任为正职、副职、护士长职务，其中正职岗位（含科主任、负责人、主持工作）14人，副职岗位31人，护士长（含正、副护士长）17人；约10.8%后备干部晋升为副主任（后备）。

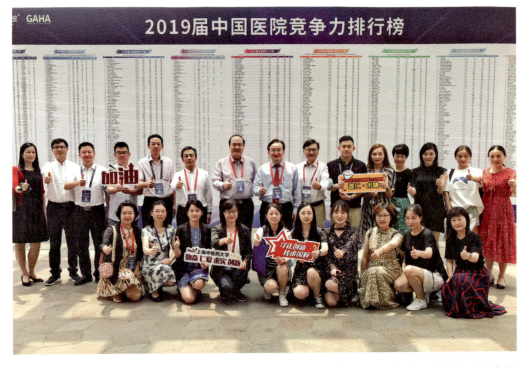

上海中医大学徐建光校长与参加"艾力彼"全国医院竞争力大会的七院"小鸭子"团队合影（2020年10月）

高端人才的引进与使用

一、柔性引才

引进人才不拘一格，高层次人才是医院核心竞争力的保障，医院转型发展的早期，为了弥补中医人才、中药人才和中西医结合人才的严重不足，在上海中医药大学的支持下，医院与上海中医药大学中药学院、交叉科学研究院及相关研究所合作开展人才双聘模式，柔性引进博士学历中医、中药人才，通过坐诊、一对一科研带教等方式支持医院发展，形成人才资源共享。为了迅速提升学科发展速度，王杰宁院长利用"老东家"的医疗资源和人才资源，与海军军医大学附属长海医院开展合作，本着"不为我所有，但为我所用"的用人理念，以学科指导的方式成功引入一大批专家教授来七院任学科顾问，指导科研、论文、教学、手术、查房及疑难病例讨论等。通过精准引进人才，推动医院的创新和发展。医院先后共计引进国医大师2名，引进学科带头人35名，招录学科骨干31名，留用本院规培基地出站人员28名。

医院出台《聘任专家管理实施办法》，将"退休后谈心"前移为"退休前谈心"，征求本人和科室的意见，授予返聘"荣誉员工""名誉专家""PI专家"等专家称号，提供优越的工作条件和平台，享受相应的专家待遇和设立专项的人事管理团队。通过这些举措旨在留住更多的符合退休返聘的专家人才，提高退休人员返聘热情，激发返聘人员工作积极性，在全院各科室发挥作用，推动医院的创新和发展。历经十年，医院已返聘从事临床诊疗、有副高级职称以上的医生百余名，他们不仅为医院的文化传播、技术传承、队伍稳定等作出了积极贡献，也在实现自我追求的同时，提高了医院的社会声誉，也体现出七院"大同文化"精神。

二、人才激励机制

人才成长的激励措施离不开制度的保障，医院通过人才培养规划、"三星"人才培养、后备人才培养、岗位聘任及晋升等全方位的制度保障，助力人才稳步发展。通过建设全周期人才培养规划，加强院内"三星"人才培养及后备人才培养，对中层干部实行"竞聘述考"结合的岗位聘任及晋升制度。同时医院还实施了"七院工匠"选树培育项目，覆盖医药护技及后勤等多个部门，只需有一技之长，均可申报入选。

在年终考核对于业务科室的考核医院将各临床医务科室主任、副主任的考评制度化、体系化，从3个维度，包括质量、效益和科研，进行综合打分评价，根据打分的结果进行排名，该排名与年底绩效奖挂钩，以不断激励人才的积极性。

（陈　奇）

第三节　人才培养之成效

一、推进中医人才队伍建设

医院从转型发展之初到今天。共有211人通过"西学中"学习取得证书；82人通过名老中医流派传承成长为中医人才；中西医结合人员占比达到80%，医院中医人员比例为35.43%。在中医内涵建设方面，建立了陆氏针灸、顾氏外科、徐氏儿科、石氏伤科、张氏内科五大中医流派分基地，并成功引进了共计26位名中医，其中国医大师2位，省市级名中医4位，促进了中医人才队伍的建设。

二、打造护理分类培养

医院从转型发展之初到今天，分别有35人成为副护士长，25人成为护士长，培养市级专科护理人才160人，护理服务人才10人，其中一星金牌护士8人，二星金牌护士2人。

三、"三星"人才成果显著

医院从转型发展之初到今天，每年一批"七院三星"，至今已培养9批，输送医技护管各类人才269人次，其中30余人现已进入科主任、副主任/护士长的行列，40余人成了业务骨干。在学科发展上，42人次获得更高级别人才计划，共产出SCI论文、科研项目、学术任职、专利等科研成果1 000余项。

四、夯实后备人才培养

自2016年实施起至今，已培养166名后备干部，约37.3%已聘任为正职、副职、护士长职务，其中正职岗位（含科主任、负责人、主持工作）14人，副职岗位31人，护士长（含正、副护士长）17人；约10.8%后备干部晋升为副主任（后备）。学历提升为硕士21人，学历提升为博士的共6人。

五、促力高端人才引进

医院从转型发展之初到今天，共计引进了学科带头人18名，学科骨干5名，上海中医药大学人才双聘33人，深入参与到医院科研、学术讲课和医疗服务中；通过创新机制，柔性引进4位学科领军人才，以及双聘引进上海中医药大学中医药高端人才28名。

（叶　颖）

第六章
中西医学融合发展

第一节　中西融合之我知

中西医结合医院的发展思路

中医医学源远流长，在慢性病防治、养生保健和康复等领域略胜一筹；西医在外科手术治疗、急诊等方面优势明显。但二者并不矛盾，且应相互补充，协调发展，共同守护人的健康。

近年来，国家颁布并出台了一系列促进中医药事业发展的法规和政策，对"中西医并重"及"中西医协同发展"提出了更高要求。我认为，中西医结合医院是中国医院最好的发展模式，中西医结合医疗模式无疑能更好地满足广大人民群众日益增长的医疗保健需求。事实上，无论是西医医院还是中医医院，都已经开展了中西医结合治疗方式，只不过各家中西医结合深度不同而已。中西医结合医院既要运用中医理论和诊疗技术，又要运用现代医学理论和诊疗技术，更要把两种医学理论和诊疗技术有机地结合起来综合运用，使两种医学的优势互补，形成集成优势，防治疾病，保护和增进人的健康。中西医结合医院最显著的特点是突出中西医结合，必须"中西医并重"，继承发扬中医、西医两种医学精髓，开展各种医疗活动。

吉林市第三人民医院是全国最早试点的中西医结合医院，1980年8月吉林省卫生厅批准该医院定为省中西医结合试点医院；1986年正式更名为吉林省吉林中西医结合医院。1994年，国务院批准发布了《医疗机构管理条例》，卫生部制订的《医疗机构管理条例实施细则》明确规定中西医结合医疗机构（包括医院、门诊部、诊所）为我国医疗机构的一个类型。至今，我国中西医结合医院只有短短30年的发展历史，七院作为新生代的中西医结合医院，有责任、有义务探索和丰富中西医结合医院模式的发展。

不同的中西医结合医院发展路径是不一样的。比如：上海中医药大学附属岳阳中西医结合医院是由中医医院转型的，上海市宝山区中西医结合医院是区中心医院合并了一家中医院转型的。过去七院是区级综合医院，以西医为主，完全从西医的班底发展转型，作为区域的医疗中心，立足浦东，我们必须走出有七院特色的中西医结合发展的道路。知常明变者赢，守正创新者进，中医药的发展不仅要守正，同时需要创新。我们的使命就是洋为中用，古为今用，整合传统医学和西医，把中西结合事业做大做好，将七院的特色发展形成可复制、可推广的模式。

中医内涵建设

中医内涵建设是我们中西医结合医院转型发展的永恒主题。七院这几年对中医内涵的建设基本上围绕中医特色专科专病、中医人才培养、院内中药制剂的研发与使用、鼓励中药饮片的使用、鼓励开展中医非药物技术等方面展开。

七院转型初期，全院中医人员和业务的比例只有10%，除了叶景华教授外，没有其他全国知名专家，也没有中医治疗相关项目的开展，如何进行中医内涵建设，大家一时间茫无头绪。模仿是一个高效的学习策略，是创新的基础，我们迫切需要走出去打开眼界，学习理念，引进思路。

十月的东北还未下雪，但已日渐微凉，呼吸间满是秋冬的味道，这里还有遐迩闻名的"澡堂文化"。七院一行人来到位于沈阳市的中国医科大学附属第一医院，这里有一栋非常特别的康体大楼，楼里熙熙攘攘，医生正在为不同的患者开展针灸、推拿、正骨等多种中医治疗方式。较于楼上，一楼稍微冷清，却别有洞天。这里专门做药浴治疗，医生通过把脉识别患者的金木水火土五行体质，再让患者分别到金、木、水、火、土5个池子泡澡，并且是限时的。当然，还提供个性化服务，医生为患者配好中药放到专属的木桶里面，患者到自己的专属木桶里泡澡。另外，还有专门的泡澡房间为患者进行理疗。在这里确实开了眼界，让我知道原来中医有这么多的门道。

此后，我们还分好几个批次到广东省中医院，黑龙江中医药大学附属第一、第二医院，武汉中西医结合医院，河北省沧州中西医结合医院去学习。要打造七院的中医内涵特色，少不了得学习人家的长处，学习人家的中医特色、学习人家的康复手段、学习人家的中西医结合技术，当然，这还需要我们全院各个科室的积极参与。

对于七院而言，西医是立命之本，中医是扬名之器。在浦东新区卫生系统的"倍增计划"、上海市卫生系统"三年行动计划"的政策指引下，因势利导，把七院的中西医结合脏器康复（心血管疾病方向）和中西医结合烧创伤急救康复作为我们的高峰高原学科。还有协定方的应用，针对部分医院里"西学中"的医生早期不会开药方、不敢辨证，没法跟患者交流的情况，我们通过结合临床路径将一些名老中医经验方制定成为协定方，使方子史容易地应用起来。

努力打造七院特色

中医怎么做？我们一直在琢磨这个问题。在微信还没有普遍使用的年代，我们医院的年轻人经常在微博上对医院的发展献计献策（当然也有对医院不满之处的吐槽），我也经常去潜水。一天，一句"我们七院以后做浓中医"的谏言让我眼前一亮。后来我与发表这句话的"网友"线下见面了，她当时是七院消化内科的主治医师周颖。"你是怎么想的？"我问道。她说："王院长，我觉得咱们七院可以考虑走做浓中医这条路。"找当时就觉得非常不错，而周颖本身非常追求进步，后来也通过自己的努力步入了发展快车道。

中西医结合如何做实？因为医院原先是西医班底，在过去，中医科在医院都不怎么被看好，年轻的医生到医院工作选择中医科的寥寥数人。这样的现象其实非常普遍，早些年在大部分综合性医院中，中医科都是最弱势的，到了社区卫生服务中心，中医科更是几乎后继无人。于是我们从"三实"入手：一是实在"人"上，这个人必须是既有中医又有西医的资质（"西学中"培训合格）；二是实在"技术"上，我一直强调我们的技术和专科特色，每科都要在西医基础上，增加自己专科的中医特色诊疗技术；二是实在"机制"上，要在机制上完善，从项目机制、考核机制、奖励机制、晋升机制解决中医吃亏的情况。

随着国家对中医药事业的支持，现在无论在综合医院还是社区卫生服务中心，中医标准化建设都已取得显著的成效，开展中西医结合诊疗的医务人员的收入待遇得到提高，老百姓得到了实实在在的中医医疗服务，也更信任中医，愿意尝试中医相关治疗。我们医院尤其如此，全院职工从一开始的冷眼看中医，发展到了现在的中西医并重，全院注重中西医结合的氛围，实属不易。

中医人才的传承与培养

万事开头难，一开始我们在医院推行中医的过程一直不顺畅。究其原因有二：一方面是技术手段达不到，另一方面是人员思想不统一。当时有的中医医生不自信，有的西医医生不认可，整个医院二三百名医生也只有十来名中医医师，占比不到10%，医院中医力量单薄，中医推广难度可想而知。

经过年复一年持续的努力，一方面我们大幅提升了中医药人员在全院技术人员中的比例，医院绝大部分的医生都具有了中医或者中西医结合的资质，中医服务已经渗透到了门诊和病房的每一个环节；另一方面我们也在持续提升中医人才传承培养，做浓"小中医"的中医素养。对于中医人才培养，一是培养自己的研究生、中医"规培生"，目前医院还启动了青年中医人才培养计划，让我们的小中医们"人人有老师，个个有传承"；二是外聘中医名家，不一定为我们所有，但可以为我所用，充分发挥外院及七院名老中医的作用，搭建传承平台，跟师临诊学技，培养人才梯队，打造专病特色；三是借助与国医大师、上海市名中医的密切合作，建设国医大师和上海市名中医传承工作室，借外力培养医院自身的传承团队，培养人才，为医院中西医结合的未来奠定基础。

（王杰宁）

第二节　中西融合之我行

注重内涵夯实基础

2012年，医院把握创建三级中西医结合医院重要契机，在上海市卫生局、浦东新区卫生局、上海中医药大学等的指导与支持下，以评促建、以评促改进，仅用一年时间，从一家区域二综合医院转型升级为三级甲等中西医结合医院。转型后，医院深度发掘中医特色，以传统医学示范中心（中医科）为核心，将中医全面融入各学科中。尤其是在中医内涵建设方面，投入了大量的时间和精力，从形式到内容，医院中医学科建设和管理水平有了新突破、新跨越。

一、中医特色与学科建设紧密结合

从转型发展后，医院发展机遇与挑战并存，面对竞争日益加剧、发展环境日趋复杂等一系列压力和困难，我们始终将中医内涵建设摆在突出位置增强发展意识，以奋发有为的精神状态，只争朝夕的实际行动，积极推进医、教、研的全面建设迈上新台阶，开创七院中西医结合医疗卫生事业发展新局面。

为促进中医内涵与学科建设联动发展，由医院主要领导牵头成立了学科建设办公室，深入发掘中医传统医学的优势，取长补短。"十三五"期间，首批具有中医特色的科室建成，医院将高峰高原学科列入医院重点发展、优先发展科室，加强技术创新，每月进行专项专科建设督察，每月固定参与例会讨论采取系列举措，鼓励中医技术创新、激励中医业务增量，开展相关学科横向对比评估，各学科强化、突出、宣传中医特色。

建设中医治疗平台：以两大中医综合治疗区做强中医诊疗内涵，成立中西医结合特色的大康复平台，全院大康复做出七院特色。创建学术交流平台"大同论坛"，做强中西医结合学术影响。

二、培养引进中医特色人才

积极推进名医创建工程，建立健全中医相关学科领军人才培养机制，全面构建中医人才高地；灵活引进中医人才，建立中医人才培养机制，无论是国医大师、名医传承工作室，引进方式都应刚柔并济。

为了塑内力提升中医学科人才，加强名老中医学术传承，开展中医专病专科建设工作。在浦东新区、上海中医药大学的支持下，柔性引进沈宝藩、李佃贵两位国医大师，在七院开展国医大师中医传承门诊，重点扶持七院在急重症学科、治未病学科的建设。大力发挥上海市名中医叶景华、黑龙江省名中医唐强、上海市名中医何立群、上海市名中医王文健通过开展中医传承门诊、名中医查房、名中医讲堂，在情志病、神志病、肾病上给予中医学科建设支持。通过引进学术带头人单春雷、陈跃来、朱德增、赵咏芳促进中医对外开放合作转化，以及传承名医经验方来丰富中医内涵建设。传承经典专方，加大名老中医专方研发力度。鼓励中医药科研创新及成果转化，推广更多精经方和验方，使其成为疾病治疗的有效药物。

三、重视中医"三基"培训

为不断提高医院医务人员中医业务技术水平、不断提升医院中医基础医疗质量，规范中医医疗操作程序，对院内医务人员进行'基础理论、基本知识、基本技能'的培训与考核。中医"三基"培训考核是提高医务人员整体业务素质的重要途径和方法，是提高医院医疗水平的重要保证，以考促学，狠练基本功。以医学临床"三基"培训为中心内容，认真抓好医务人员培训工作，尤其是加强中医医务人员以及"西学中"医师的在职培训，提高了医疗质量和全院医务人员的整体素质。

制订"三基"培训及考核计划，采用全院集中培训、线上培训、科主任集中培训再分散科室培训等多种形式并进行考核，全院参与率达80%以上。建立医师档案的分级分类管理，统计汇总个人医疗业务量及人力效率（如每月普通中医门诊量、中医专病专科门诊量、中医专家门诊量、管床位数、每月出院患者数、手术人次数和手术等级、开展的新技术新项目、"三基"考试成绩等）。中医理论每月进行一次培训，每季度进行一次考核，建立一支学习型的医护人员队伍，带动并提高医护人员标准化管理的贯彻实施，进一步强化了中医基础知识，把"严格要求、严密组织、严谨态度"落实到各项工作中，从而提高中医业务素质和技术水平。

四、"西医学习中医"继续教育

支持临床类别医师学习中医药知识技能，在学习时间、薪酬待遇等方面予以保障。组织开展"西医学习中医"高层次人才培养，强化中医药经典理论学习和临床实践，培养高层次中西医结合人才。对临床类别医师开展中医药专业知识轮训，使之具备本专业领域的常规中医诊疗能力，逐步做到"能西会中"，推进中西医结合诊疗服务覆盖医院主要临床科室。支持鼓励中医药人员、"西学中"人员进修学习和学术交流。

改革完善中西医职称评聘制度，把中西医结合医学才能、医德医风作为主要评价标准，把"会看病、看好病"作为主要评价内容，以中医药理论掌握程度和运用中医理、法、方、药处理疾病的实际能力为主要考核指标。对未列入《卫生专业技术资格考试专业目录》的中西医结合相关专业，可按照有关要求采取评审等办法确认初、中级专业技术职务的任职资格。通过"西学中"培训以及积极参加"中医智能辅助诊疗系统"建设，应用智慧化助力提升"西学中"医生的中医诊疗水平和能力。截至目前，医院中西医结合人员占比达到79.59%。中医执业类别的人员占比从15.52%上升到35.43%。

守正创新培养人才

医院充分认识保持发挥中医药特色优势，在中医内涵建设方面不可或缺的作用，将名老中医的学术思想和临床经验视为医院保持和发展中医药特色与优势的宝贵财富。在中医内涵建设发展过程中，应不断加强对名老中医以及中医特色技术品牌的宣传。在此基础上，实行中医师承机制，开展"师带徒"工作、"三星"培养计划及对象带教工作。形成一批"名老中医工作室"团队，以"1+X"模式促进名中医效应的成倍放大，成立了一支以中医理论指导实践、中医特色浓厚的高层次师承队伍。

一、推进中医传承项目

以中医传承项目为抓手，促进医院中医内涵建设。整个传承项目覆盖内、外、妇、儿、针推五大专业方向，传承学员广泛地覆盖在全院的科室。开展叶景华全国名老中医工作室和陆氏针灸、顾氏外科、徐氏儿科、石氏伤科、张氏内科五大中医流派的传承工作，全面推进五大分基地（分中心）的建设，在传统医学中心和耳鼻喉科全方位推进浦东新区本土的非遗传承（顾氏喉科）的院内传承工作，完善科室流派传承建设。聘请沈宝藩、李佃贵、唐强、王文健、何立群、陈跃来、胡国华、虞坚尔、陆李还等国家级、省市、区级名老中医开设中医传承门诊，由传承指导专家定以中医传承门诊为项目特色，形成"圆周形"，以"师带徒"模式，培养本院"西学中"的中西医结合人才，从而形成国家级—市级—区

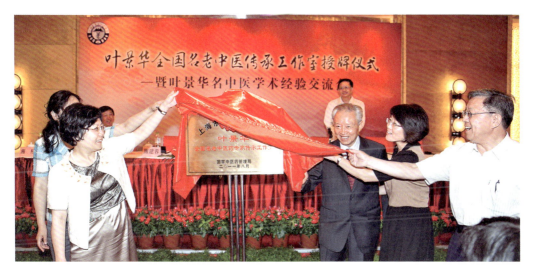

叶景华名中医工作室授牌仪式（2012年6月）

级的名老中医传承架构，借鉴各级名老中医学术经验传承，推动医院中医人才培养。

积极开展中医传承工作总结。分别围绕传承培养带教、跟师学习心得、导师学术思想等多方面标准，邀请中医学科相关导师及院内外知名专家进行考核点评，开设中医培训课程进行学习。

举办名中医传统拜师仪式。中医思想是中医创新发展的源头活水，是历代医家长期医疗实践经验的总结，是智慧结晶。雷鸣主任、王枫主任、张晓丹主任、孙芳园医师成为国医大师沈宝藩教授工作室首批学术传承人；周颖主任、韩振翔主任、尚精娟医师、冯雯医师、卢子煊医师成为国医大师李佃贵教授的工作室首批学术传承人；于小明副主任、余敏副主任、陈苹华医师、袁林医师、丁鲁医师、周欢霞康复治疗师成为黑龙江省名中医唐强教授工作室首批学术传承人；胡静主任、盖云主任、杨晓萍副主任、刘伟伟医师、陈文洁医师成为上海市名中医何立群教授名中医工作室首批学术传承人；吴绪波主任、蒋黎明副主任、殷磊医师、袁韩涛医师、张小晋医师成为第七批全国名老中医传承工作室指导老师褚立希教授工作室首批学术继承人。2022年，医院共计发展全国、省市级名老中医学术传承人25人。通过举行隆重的仪式，促学术传承人在跟师过程中，注意总结导师的学术思想，及其辨证论治的规律和心得，精研熟记经典，坚持中医原则思维，遵循中医药发展的规律，重视临床、勤于临床、反复临床。传承大医精诚就是要传承中医名师名家精湛的医术和高尚的医德，在临证中要始终"以患者为中心"，对患者一视同仁、全力救治，秉承大医精诚之魂，争当德才兼备之岐黄传人。每年通过传承培养七院已入选市、区

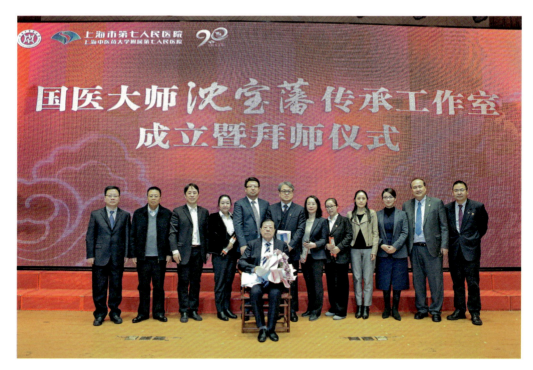

国医大师沈宝藩传承工作室成立暨拜师仪式（2021年12月）

级中医人才培养项目、成果100余项。

二、建设中医人才梯队

将具有中医背景的人才管理队伍培训纳入医院管理干部培训规划，统筹安排、分步实施。为了加强医院领导班子中医药管理知识培训，领导班子主动参与上海市及国家级举办的管理培训班，其中参与率与合格率均为100%。

加强在职学历教育，鼓励员工在职博士、硕士、本科及专科的学历提升，继续攻读上海中医药大学在职研究生。十年来，医院医务人员学历不断提升，由原来的专升本为主到现在硕、博士为主，50余位攻读第二军医大学（现海军军医大学）在职研究生，80余位攻读上海中医药大学在职研究生。

实施外聘专家带教计划。充分利用上海中医药大学等优质资源，遴选外聘专家，通过专家门诊、查房、讲课、带教、指导等形式对临床科室进行临床、科研、教学方面的指导。完善中医后备医学人才遴选与培养机制。开展医院后备人才中期评估考核工作，明确后备人才发展定位与主攻方向；开展医院后备人才遴选工作，通过科室举荐及擂台竞聘模式，遴选临管类、管理类进入医院后备人才培养梯队。

三、深化中医护理内涵

推进中医护理技术开展。通过增加中医护理技术种类，拓宽中医护理技术应用范围，改善中医技术治疗环境，优化中医治疗流程，提高护理人员主动服务意识等，实现中医护理技术开展数量和质量稳步提升。鼓励中医护理技术创新应用，推进中医护理方案规范化，创新开设护理专科门诊。医院目前共开设10个护理门诊，成立10个专科护理小组，开展中医护理技术52项，年服务人次居浦东新区首位。

探索慢病护理管理模式。采用中西医结合"三元"（医院—社区—居委会）联动延续照护模式，聚焦脑卒中、糖尿病及慢性肾衰等疾病，建立以护士为主导的多团队协作慢病管理模式，通过多学科合作（MDT）的模式，在患者治疗的每个阶段都进行多学科治疗团队协作，满足患者治疗、护理、营养、心理支持多方面的需求。由个案管理护士根据医嘱完成各项治疗，根据中医辨证开展中医护理适宜技术，促进患者康复。

加强护理人才学历培养。启动"护理百人"多元人才培养计划，通过建立"一体三翼"培养机制，有计划培养出一批优秀护理人才，构建一支梯队结构合理、业务技术精湛、服务态度优良的护理人才队伍。鼓励护理人员选择中医院校进行学历提升，推进和上海中医药大学合作办班项目。积极创建上海中医药大学"中本贯通"护理学生的实习基地，同时通过院内自主培养，留用优秀的中医院校学生，在人员招录时继续推行优先招录中医院校毕业护士的对策，积极选送西医院校毕业护士就读中医学习班，将七院中医资质人员所占比例稳定在90%以上，为医院持续稳步发展储备优秀护理人才。

完善中医管理制度

在中国，目前几乎没有一家医院不是"中西医结合医院"，只不过是中医与西医的比重不同而已。事实证明，中西医结合是发扬中医药学的重要途径，中西医结合可以将传统医学和现代医学融合，不断进步。

一、制度保障　发展中西医结合优势

加大投入力度，搭建高效的服务平台，做到"三保障"，即保障经费的投入、保障技术的引进、保障设备的先进。为了提高七院整体学科竞争力，促进中医各学科创新发展，我们制订了一系列的学科建设举措，不断出台激励措施，如中药饮片鼓励措施、中医技术鼓励措施、中医晋级措施、中医传承配套措施等，鼓励中医诊疗开展，激发临床科室提升中医内涵的活力，让医生钻研中医有劲头。中医总体实力

大幅度提升，西医质量没有下降，发挥了中西医结合的综合优势。

二、做浓中医   大力推进中医综合治疗区建设

建立门诊中医综合治疗1区和2区，建立治疗区管理架构，建设基于专科病种的研究流程及诊疗方案，以专病为切入点，形成中医综合治疗区运行模式，拓展病种，纳入综合治疗，从转型发展之初到现在，中西医结合非药物治疗技术从50项上升到104项。

发挥传统医学示范中心的作用，加大对全院各临床科室中医应用，打造中西协同疾病一体化诊疗模式。自2013年起发挥中西医结合特色优势和提高中西医结合临床疗效，通过严格执行"中西医结合常见（优势）病种病历质量考核标准""中西医结合病历质量考核管理与奖励""中医临床路径病种管理"等制度，落实24个科室的常见病种和优势病种的中西医结合72个诊疗方案，包括联合门诊、跨科会诊在内的跨学科合作；通过搭建综合治疗平台，提升中医诊疗技术内涵。

三、"六师"查房   推广中医示范查房

推进中医查房和"六师"查房。比如，拓展心血管内科原有"一对一"中医查房模式，以病种为单位，由院内资深中医医师与科内医师进行结对，确定病种诊疗规范、中医治疗方法，加强协定方运用，同时借助"大康复"的平台，推广拓展心脏康复业务，探索可推广的"六师"查房模式，即医师、康复医师、治疗师、护师、营养师、临床药师共同查房，从疾病治疗到康复，全程专业化"六师"查房。

四、治未病管理   推进未来健康管理新模式

着力打造中医健康服务特色。以中医药健康管理项目为契机，健康管理部在实践中摸索出一套通过开展健康体检和中医"治未病"相结合、依靠健康管理数据平台，实现个体化、动态化、全程化的新型健康管理模式。

扩建治未病服务平台，强化治未病学科建设。完成对治未病区域的改造和功能优化，突出治未病特色，给患者以良好的就诊氛围及体验。购置经络辨识仪、智能脉诊仪等新型中医智能化设备，积极开展健康信息的采集、中医体质辨识及评估工作，争取完成医联体范围内的患者健康档案的建立。

充实中医"治未病"内涵。建立居民健康体检、就诊诊断、健康档案、宣教干预的防病管理模式，中医参与管理全过程，健康档案整合录入中医信息，全面推行体质分型、论治干预的中医"治未病"服务，以高血压、糖尿病、肿瘤、慢性阻塞性肺疾病等慢性非传染性疾病的防治为重点，不断拓展"治未病"领域，制定和完善相应技术和服务规范，加强培训，不断提升中医"治未病"服务能力。

结合上海市治未病能力提升建设项目和浦东新区治未病学科建设项目要求，在

"治未病"相关专病基础上进行治未病学科建设，积极提升治未病学科影响力。广泛开展面向公众的体质辨识、经络辨识、闻音辨识等中医体检工作；围绕亚健康、慢性疲劳综合征及体质偏颇等重点服务人群开展全程健康管理；持续提高中医干预服务能力和服务品质。开展治未病服务信息化建设，加强专科建设，提高区域辐射能力。继续积极开展科研教学工作，选派专家指导基层社区卫生工作，融合宣传平台，丰富形式和载体，大力开展全民中医防治健康宣教，开展多种形式的科普宣传活动，传播治未病理念。

优化治未病中医干预服务。开展健康咨询与指导、茶疗、食疗、膏方。积极开展端午香囊养生节及冬病夏治三伏贴治疗。增添隔物灸仪、艾灸盒、电子走罐器及中医定向透药药材，开展疲劳干预法、忧郁干预法、腰酸干预法及任脉灸、督脉灸。研发适合秋季的系列茶疗及适合冬季的温经足浴方，在院内外积极开展各种传统节气的养生宣传及中医药传统治疗手段院内举行科普讲座，院外举行宣传活动，满足了医联体区域内群众日常健康保健需求。

五、形成七院特色　创新中医特色产品

推进院内制剂研发。对已有的院内制剂进行深度研发与转化，经过三批申报，遴选出共计97张院级中药协定方，由各科室12位青年中医医师组成协定方临床巡讲团，历时3个月下科室巡讲推广，编撰《协定方使用手册》，使院级协定方在全院30余个临床科室均推广使用起来。2021年至2022年12月，共开具协定方49 414张。新冠疫情期间，药监局批准使用解热颗粒、宁神丹香合剂（曾用名宁神合剂）、冬柏通淋合剂，2019年恢复院内自制制剂批号，2022年参藤养血颗粒、归脊强腰颗粒、鹿茸益肾颗粒、解热颗粒恢复院内制剂批号，其他同期院内自制制剂也正在陆续恢复批号中，经过向全院临床医师的技术推广，6个院内制剂在2022年1～10月累计使用70 574盒（瓶），院内制剂收入占全院药物收入比例，从2018年的0.000 2%提升到2022年的1.66%。

开展中药新药和中药原料药的研究开发、中药现代制剂技术的研究和开发，开展中医方证研究和中药新药、中药原料药开发服务平台建设，巩固复方中药安全性评价（GLP）技术平台体系建设、中药疗效评价技术平台建设，推动中医的临床创新研究。发挥中医药治未病、综合调理、标本兼顾的文化优势，开展跨领域创新，发展以中药功能食品养生药酒、袋泡茶饮、扶正香囊，足浴药粉等大健康产品和适老产品，打造具有市场号召力的中医药创新产品。

六、发挥中西医结合　打造合作MDT治疗模式

发挥中西医结合协同作用。自2012年开设MDT整合门诊以来，医院一直在尝

试摸索医院的特色多学科协作模式。同年9月，根据周边患者高发的疾病特点，开设瘙痒症整合门诊及卒中康复整合门诊，小儿脑瘫整合门诊。2016年，开设周围血管疾病联合门诊（普外二科、治未病科）、糖尿病医护联合门诊等。新增妊娠合并内分泌疾病联合门诊。2018年，新增妊娠糖尿病联合门诊、中西医结合肿瘤门诊。但是这些联合门诊或者大会诊都较零散，没有一个完整的组织框架。2021年6月，医务处牵头制订"上海市第七人民医院多学科诊疗模式（MDT）协作组"建设方案，进一步推动医院MDT发展。通过委员会的评审，确立了19项MDT项目，借此整合各学科专业技术的团队优势，为患者提供量身定做的诊疗方案。在院内会诊、多学科诊疗时，明确鼓励中医类别医师参加。搭建诊断会诊专家团+中医防治专家团+心理康复专家团，三团合作的MDT治疗模式。医务处通过制订MDT协作组建设方案、定期召开院级MDT病例讨论会、加强监管每月MDT开展情况、中期阶段汇报评估、再次加大激励机制，鼓励科室培养MDT人才等一系列举措，确保医院MDT工作切实推进。2021年新增设3个MDT联合门诊，门诊病例持续提升至每月50余例；MDT住院开展率由2020年的1.1%迅速提高到现今的22.4%。中医指标、康复指标切实提升，并形成肾上腺疾病、腰腿痛、神经康复3个特色MDT。2022年，在原来的基础上新增16项，总计立项33个MDT。

互联网医院的发展。由专家线上问诊后辨证开具内服汤药、中成药和防感敷贴，内服外治同时进行。七院以临床问题为导向，进行各学科资源和优势的整合。紧密结合七院的发展重点和优势专科，针对中医药治疗有优势的病种，找准中医药治疗的切入点和介入时机，通过中西医协作，研究制订实施"宜中则中、宜西则西"的中西医结合诊疗措施，为患者提供个性化的最佳治疗方式，在适当节省患者经济成本的同时，取得最佳的治疗效果，尽可能改善患者的生存时间和生存质量，助力患者快速康复。

七、营造中医氛围　中医文化素质拓展

文化筑魂，抓好关键点。全面结合各个楼层科室设置特点，配套设计特色中医药文化宣传内容，将中医药学术、中草药、中西医结合的特色治疗在最为显著的部位广为传播。举办中医药系列活动，组织举办"中医护理知识及技能竞赛""中医药膳养生竞赛""书画比赛"等中医药文化活动，筹办浦东新区"中医护理知识及技能竞赛""中医药膳养生竞赛"竞赛活动，选派护理人员参加浦东新区组织举办的"桃与中医药""重阳节糕点比赛""养生糕点竞赛""翰墨飘香，艺满杏林—中医药文化传统扇面设计比赛"等创意评比活动，宣传了七院中医药文化特色，彰显出七院浓厚的中医文化底蕴。举办"文汇中医药文化讲堂"，宣传仁者匠心——上海名中医工作室砥砺奋进的20年。在本草园举办"探访中医药文化之旅"活动，旨在让广大员

亡了解祖国文化，成为中医药文化推广的践行者。

通过院报、网站、微博、微信平台，定期发布健康养生知识，提高全民健康管理意识。开展媒体宣传交流沙龙，开辟医院文化宣传"新模式、新思路、新办法"。推广医院中西医诊疗特色，扩大宣传影响力。医院微信服务号多次改版，关注人群数量显著提升，截至目前关注数量达到37万余人。

（陈娇花）

第三节　中西融合之成效

一、锻造中医人才队伍

七院从转型发展之初到今天，全院已经有211位临床医师通过"西学中"学习取得"西学中中医资格证书"。82人通过名老中医流派传承成长为不同层次中医人才。中西医结合人员占比达到79.59%。中医执业类别的人员占比从15.52%上升到35.43%。

二、形成中医优势流派群

七院自转型发展之初至今，全院新获海派中医流派分基地5个、中西医结合学科品牌项目26个、全国中医最佳专科9个，每年新获市级以上中医药科研项目、成果100余项。

三、优势中医专项能力不断发展

七院自转型发展之初至今，中医技术项目从50项上升到104项，全院门诊中药处方比上升到32.2%，门诊患者中药饮片使用比例上升到22.3%，门诊中医非药物治疗比例上升到17.9%。出院患者中药饮片使用率上升到77.2%，使用中医非药物疗法比例上升到92.2%。

（陈奇　金珠）

第七章

运营管理的科学运用

第一节　运营管理之我知

运营管理的理论研究

由于医院的公益性质，以前我们谈到医院"经营"话题的时候，总是羞羞答答，好像谈医院经营了就不再为人民服务了，我不这么看。我觉得，医院只有通过正确的运营管理，确保整个医院良性、健康地运转，才能稳定医院员工团队，才能为老百姓提供真正可靠的医疗服务。公立医院必须摆脱亏损状态，进入良性的自给自足状态，还要确保医院的医务人员获得不断提升的收入，才有可能不为国家、政府添麻烦，依靠自身造血长期生存。这就要求医院的第一把手（经营者、法定代表人）必须认真看待医院的运营管理，作为团队的领头羊，必须是经营专家，而不仅仅是个业务管理专家。

2020年以前，国内40%以上的公立医院处于亏损经营状态，但是各家医院仍在不断扩充面积，增设床位。在没有自给自足的正循环状态下，长期健康发展从何谈起？ 2020年，国家卫生健康委会同国家中医药管理局联合印发了《关于加强公立医院运营管理的指导意见》，以全面预算管理和业务流程管理为核心，明确要求以全成本管理和绩效管理为工具，对医院人、财、物、技术等核心资源进行科学配置、精细管理和有效使用。科学调整所得收益的调整比例结构，尤其是用于改善医务人员的待遇和收入，让医院良性运行，内涵发展。这使得我们医院的开展运营有了法理依据，愈加符合科学发展规律。

2021年，国家又出台了《国务院办公厅关于推动公立医院高质量发展的意见》，整合医疗、教学、科研等业务系统和人、财、物等资源系统，建立医院运营管理决策支持系统，推动医院运营管理的科学化、规范化、精细化。以大数据方法建立病种组合标准体系，形成疾病严重程度与资源消耗在每一个病组的量化治疗标准、药品标准和耗材标准等，对医院病例组合指数（CMI）、成本产出、医生绩效等进行监测评价，引导医院回归功能定位，提高效率、节约费用，减轻患者就医负担。

所以，国家政策的导向再次坚定了我的看法，运营管理的目的是医院良性健康的发展，形成一个健康的正循环生态体系，重点是改善医务人员的待遇。目标明确了，我们的任务也就明确了，用一句话概括就是：趋利避害，扬长补短。前些年我们是"懵懂无知"的，经过几年的摸索，我们终于摸清楚了医院哪些业务是高收益的，哪些是负收益的，我们将高收益业务做到收益最大化，把负收益的亏损降到最低，锻长板，补短板。当然也不能一刀切处理，针对解决周边百姓疑难危急重症却长期亏损的顶梁柱科室，如：妇产科、儿科等公共卫生保健项目，医院必须重点支持，做好周边百姓的生命保障，把医院的口碑做出来，保持医院的公益性，真正解决区域内群众看病难、看病贵的问题。

搭建运营管理的工作体系。一是要优化资源的绩效配置，如，床位资源充分使用；二是优化我们管理的流程，如，运用评价指标管理项目；三是培养专业的运营管理人员，如，遴选、成立运营质量管理团队，从各个科室选拔后备骨干，在兼顾做好本职工作的同时，开展本科室的运营、质量分析工作，让科室团队掌握自身科室运营情况的一手资料，并运用科学的管理方法逐步、逐项改进。

运营管理的实践创新

对于运营管理的创新来说，找到方法就是打开新的世界，最重要的不是知识，而是思路。思路一旦开拓，必有一番作为。

一是病案首页出效益。病案首页的信息来源于医生和信息科的协作，原本病案首页仅用于统计分析用，有些病例明明开刀了、输血了甚至抢救了，但是医生没写上去，这个病例的RW值就很低，成本花费了许多，医保支付时却仅按病案首页记录来计算，损失之虞犹如切肤之痛。

二是病种决定了医院的水平。对于医院收治的病种，我们注重病种难度及成本效益分析。对于难度较高且有盈利空间的病种，属于医院的优质病种，要鼓励开展；难度较高但亏损的病种，属于有利于学科发展，提高科室影响力的病种，要控制成本，继续开展。同时，七院坚持中西医结合发展的方向，鼓励外科微创化，内科介入化，在此基础上中医也要发展出特色，两者相结合，才是提升科室病种的必由之路。

三是利用好医院的床位资源。七院核定床位数730张，开放床位数880张，如何将这些医院最宝贵的资源用好？我们通过成立全院床位管理中心，改变原有床位科室管理模式，调整绩效考核指标，加大对实际病床每日使用数的考核比例，并注重病床每日费用和成本，包括病床每日中医治疗费用、康复治疗费用及病床每日护理成本，以调动临床科室积极性。同时，通过智慧化床位调配中心建设，包括床位预约、规划、日常管理、扩能、展示等多功能，实现医院"一床统配"的管理模式，提高床位使用效率，将全院床位使用率保持在较高水平，这对医院的运营发展是相当重要的。

四是调整优化医疗资源结构。以医疗设备共享为例：如超声是一个完全可以开展全院共享的设备，将医院采购的若干台超声由医学装备部统一集中管理，而不是分散在各科室自行管理，需要使用的时候向医学装备部预约领用即可。再如呼吸机，我们医院有70多台呼吸机，全院共享。冬季抢救患者就放在呼吸科，平时呼吸机放在医学装备部，设备共享的运营效果很出色。

五是引入社会化服务机制。如心电设备24小时都要运作的，包括节假日期间，我们借助社会力量，承担部分心电图数据远程传输读取，合理规划本院心电团队工作量；再如院内各种无菌器械、敷料、物品等消毒，七院现有设在手术室的消毒供应室，无法承担全院大面积的消毒需求，人员、管理成本很高，我们就借助社会化专业消毒机构共同服务，节约成本，消毒效果还更好。

六是后勤服务社会化、集约化。由于缺乏专业管理人员，以前医院的后勤都是医院的成本中心，管得杂又管得累，队伍不专业、服务还跟不上，电梯养护、护工、食堂、锅炉、保洁等原来由几十个公司承担的工作，现在通过招标，由3～4家大的公司整合完成，大大减轻了医院的负担，让专业的人干专业的事儿，医院团队只需开展监督管理做好质控即可，极大地提升了管理效率及效益。

运用运营管理优化医院收入结构

2015年年底，国家医改办要求全国所有三级医院院长参加由国家卫计委组织的"医改班"进行专项学习。我去福建三明学习了1个星期。三明市的医院经过3年的医改，医院的总收入每年以10.95%的增速上升，医院的收入结构有了明显的优化，检查治疗的收入更是快速增长，由原来占比39.92%上升到2014年占比63%。下降的就是药品和耗材，由原来占比60%，下降到36.94%。他们有个县医院的院长很自豪地跟我说："别看我这个医院一年收入才两个亿，但有60%的钱由我自己支配，你这个医院四五个亿，但是只有20%～30%的钱自己支配。"这对我触动很大。我们医院收入每年都往上涨，涨得最快是医疗总收入，药物耗材比亦连续增长，2014年药品占比和耗材比占57%，医务收入占43%，院长可支配的医务收入只占了40%多，这样鲜活的数据引发了我认真地思考：七院的经营发展和三明市的差距，当中究竟差了什么？

2016年，城市公立医院改革，重点破除"以药养医"机制，降低药材和耗材比，包括开展分级诊疗，发挥医院特色等。改革的成效就是上海市所有三级医院的指挥棒，将依据相应的指标对三级医院院长进行年终考核，考核分数与医院绩效挂钩，还要对社会公布。这考核的100分由社会满意度、管理有效、资产运行、发展持续多个部分组成。

指挥棒一动，我们医院也必然跟着落实，那一年我在医院下达指标，必须在收入结构上进行优化调整，药材占比要降到31%，卫生材料降到17%。我们对前一年（2015年）医院人均收入21万进行了分析，2016年我们要实现年人均收入是25万的目标，必须把药占比和耗材比降下来。发展是硬道理，七院如果不改变，人均收入达不到上海市的中游以上水平，新鲜血液谁会来？人都留不住，人才更留不住，所以只有降低药材占比、耗材占比，最后落到提升医务的收入才是我们的发展之路。

当然，耗材也要与科室工作量挂钩，比如骨科、心内科是耗材大户，这些科室耗材量上升，科室的工作量和医务收入也应该同时上升。但是如果耗材量上升，工作量和医务收入却反而降低，那就需要寻找原因加强控制了。

在提高医务收入占比上，我们通过出台政策和绩效措施，在合理规范的基础上，引导临床科室广泛开展中医治疗和康复治疗，不仅能够使患者获得更加满意的疗效，同时也优化了医院服务收入结构。

现在，七院的药占比降到了27%，医院严格控制药品目录，按照国家以及上海市的用药指南，把我们用药目录和上海市的大医院对接，申报新药要与重点学科挂钩，比如医院的"六部五中心"，拿到市级区级重点学科建设项目等与新药申报挂钩，提升科室学科建设的积极性。此外，我们还设置了旧药申请新药置换的机制，杜绝无效无谓的新药申请，从根本上减少药品对医院运营的影响。

运用运营管理促进科室分类发展

我们曾经对医院的科室按照贡献度和医疗水平做了分类比较，贡献度和医疗水平双优的科室称为"卓越经营型"，双低的称为"无追求型"。现在我们将医院科室的投入和产出效益比率维度进行了比较。投入低，产出高的是"金牛科室"；投入高、产出高的是"明星科室"；投入低，产出少的是"宠物科室"；投入高、产出低的是"问题科室"。

部分"宠物科室"其实是由客观原因造成的，比如儿科、产科，收费标准比较低，这是区域公共卫生保障需求。"金眼科、银外科，一钱不值小儿科"这句在医生圈里流行多年的调侃被认为是儿科写照。但是，除此以外的其他科室比如眼科，如果成了医院的"宠物科室"，那就是我们医院和科室的运营问题，必须加以分析和解决。

成功的绩效考核是医院持续、健康、稳步发展的基础，不同的科室也需要不同的绩效激励。对于"金牛科室"和"明星科室"这类CMI、病床每日费用含金量高的科室，医院应当鼓励其持续进步，通过床位资源倾斜等递进式的奖励推动科室和学科的发展。对于"问题科室"，医院的运营办要经常去帮助他们分析发现问题，让更多的问题科室转变成"金牛科室"和"明星科室"。

医院是一个整体，构成我们医院整体的每个细胞是医务人员，每个器官是我们的科室，所以医院要整体向上发展，必须是由医务人员、由科室齐齐发力。运营分大小，但大运营与小运营却不分绝对的高下，因为运营是医院整体的事，也是每个科、每个人、每个病种、每项治疗都应该有意识的事，只有自下而上、从小到大每一个环节都带着运营的思维，才能取得良好的运营成绩。

（丁杰宁）

第二节　运营管理之我行

运营管理与转型发展

一、运营管理理念与模式

2021 年《国务院办公厅关于推动公立医院高质量发展的意见》政策发布，推动医院运营管理的科学化、规范化、精细化，健全运营管理体系，以提升公立医院高质量发展新效能的重要内容予以明确。因此，不断推动医院运行模式从"粗放式管理"转向"精细化管理"，是有效提高运行效率、实现医院高质量持续发展目标的必经之路。

早在七院转型"创三"成功后，经态势分析（SWOT分析）后，发现医院存在缺乏技术水平和市场竞争力、运营效率指标偏低，人均/床均产出效率低等问题。因此，医院运营管理理念逐渐进入大家的视野，注重服务和运营，探索七院早期的运营管理模式。彼时医院除设立医疗、教学、科研副院长外，还设立了运营副院长。运营副院长通过每月运营分析会，分析上月医院医疗运行的各项经济指标；对照医疗改革进展、分析指导医院、学科发展努力方向；剖析各科医疗行为中的耗材管理、设备或场地使用等成本控制情况；采用预算管理来督促各项工作有效开展等。医院在快速发展的同时，成本得到有效控制，效率提升，降低了患者负担、提高医务人员收入。

二、完善预算管理与绩效分配制度

医院借助新版《医院会计制度》应用的契机，在医院推进院科二级全面预算管理，医院年度收支有预算，并落实到各职能处室，按照各自工作计划，逐月检查对照，既保证了医院开支有度、控制成本、开源节流，又督查了各条线工作的按期推进，确保半年、全年工作目标最终完成。

有效的绩效考核是医院持续、健康、稳步发展的基础，医院应注重成本控制，提升医疗效益；同时按照新医改中做好医院内部绩效管理的相关精神，注重工作量奖励、向艰苦特殊岗位倾斜等制定绩效分配，鼓励一线医护人员尽心尽职地提高医疗服务质量和效率，以工作量奖励为导向的绩效分配方案。

医院除了建立院科两级的绩效分配模式，同时还开展医师主诊组的绩效分配。通过全面启动科主任领导下的医师主诊组负责制推进工作，于2021年底，医院启动了主诊组的试行工作；累计开展20余场座谈会、现场组团对接等，确定医院主诊组运行和推广方案。2022年9月，医院实现了21个科室主诊组模式全覆盖，共50个主诊组。在这过程中完成了3个配套方案和2个执行流程，做到质量监控有重点，绩效分配有依据。对主诊组开展效益分析，质量考核和绩效分配到主诊组，从而落实以考核为核心的动态增长机制、激励和约束相结合的薪酬分配制度，调动医务人员积极性。

通过科学有效的绩效分配制度，医院业务持续增长，10年来，全院医疗收入由4亿提升至12亿，完成了翻两倍。

三、医院后勤社会化管理

医院完成转型"创三"之后，医疗服务需求的增长持续，医院原来的建设规模和面积已无法满足需求，医院发展面临用地面积紧张、建筑面积紧张、住院楼质量不高、患者露天转运等现象。因此通过新建康复医技综合楼，该大楼地上12层、地下1层，建筑面积约27 886平方米，1～4楼为医技平台科室，5～12层为临床科室，解决了医院发展的问题。并以新大楼改造为契机，坚持以患者为中心，进一步优化空间布局，增加医院硬实力。

医院后勤摆脱传统的散、多、杂局面，采用社会化管理模式，规范保障医疗服务的8个部门保安、护送、陪护、配餐、保洁、餐饮、维修、电梯、总机和助医等，采用社会公司统一管理，医院购买服务，并按照服务质量，支付费用，保证了医院日常或特殊医疗服务的需要。后勤社会化管理规范了用人行为、降低了运行成本、提升了后勤服务标准和要求，完成了医院后勤社会化进程，并对社会化服务进行考核，设定KPI指标，确保对各项服务进行有效监督与持续改进。后勤通过预算控制来降低医院能耗。将水、电、气、绿化布置、环境保洁、维修保养等项目落实到人，制订节能降耗的目标，各责任人采用最实用的方式，开展节能项目改造，打造绿色医院。

运营管理与高质量发展

一、构建运营管理组织架构

为推动公立医院高质量发展，推进管理模式和运行方式加快转变，进一步提高医院运营管理科学化、规范化、精细化水平，2020年国家印发了《关于加强公立医院运营管理的指导意见》，要求着力解决目前公立医院收不抵支、医院良性运营面临挑战等问题。根据指导意见，七院开展了多项运营管理工作。

医院构建健全运营管理组织体系，成立运营管理委员会，作为医院重大运营项目的议事和决策机构，由运营管理委员会，下设运营管理办公室负责日常运营管理工作；负责每月定期分析监测全院各科室、部门的整体运营情况，评价持续改进效果，定期到科室部门调查研究，对涉及人、财、物等多部门的项目，组织各相关职能部门共同分析评估，负责落实情况的跟踪和督促；选拔兼职运营管理员，选任具有财务、审计、人事、医疗、护理、物价、医保、信息化、工程技术等知识背景的人员合计49人，担任兼职运营管理员，协助科主任进行日常运营的分析评估和提出改进建议，组建运营质量管理员团队，落实日常培训及管理。

二、构建运营管理机制

构建运营管理机制，完善制度体系。2021年7月，医院出台《医院运营管理制度》，进一步明确医院运营管理的组织构架、功能职责、工作范围、工作内容、机制流程、人员队伍以及各部门的协作机制。2022年10月，医院印发《上海市第七人民医院运营质量管理员遴选及管理方案》，从运营质量管理员的遴选、工作职责、管理和考核、保障机制4个方面进一步对运营质量管理员的培养、使用进行规范。明确医院运营质量管理例会制度，包括医院运营管理委员会、运营质量管理员例会、医院运营工作例会、临床科室运营会议，全方面促进医院运营工作的开展。

三、成立运营管理团队

2021年5月，医院正式成立运营质量管理团队，对接涵盖所有的临床和医技科室，做到全院全覆盖落实月度运营质量分析报告。完成科室对接，同时全程学习运营、质量管理专业知识、质量管理工具的运用等院内外培训课程。制订《上海市第七人民医院运营质量管理员培训考核方案》，运营质量管理员日常管理由质管办负责，从出勤率、作业完成率、专家考核、满意度测评4个维度对运营质量管理员培训效果进行评价考核。培训形式采取集中式培训、小班教学、实战案例辅导，培训专家来自四川大学华西医院等从事运营管理一线工作及业界资深实战专家；参与临床科室DIP对接会，对科室的运营情况、CMI值、总量指数、药品偏离度、耗材偏离度、病种结构、医保支付率等进行相关分析。

提高运营管理意识，完善科室运营分析模型。运营质量管理员的培养推进过程得到院领导的大力支持，通过邀请华西医院运营管理资深专家进行集中式培训、小班教学、实战案例辅导，共授课14场次，分管运营副院长全程参加华西专家的培训课程并亲自辅导每一个运营项目，运营质量管理员积极参加培训课程及项目实践。通过系统培养，明确了运营质量管理员自身的定位，提高了运营管理意识及能力，第一期运营质量管理员共有9人得到了职务提升。在项目实践过程中，运营管理员们掌握了PEST、SWOT分析法、PDCA、甘特图、柏拉图、鱼骨图等一系列管理工具的应用。该项工作的推进一方面为医院贮备了一批具有运营助理素质要求的运营管理骨干人才，形成了良性培养机制，逐步建立了医院运营质量管理员人才库，另一方面完善了科室运营月报表，月报表分4个类型，从五大维度进行数据收集对比，对异常指标进行分析，提出整改建议，跟踪措施落实情况，发现问题落实专项分析，进而建立了科室运营档案定期维护及年度分析模型。

四、运营管理创新与融合

随着DRG/DIP为主的医保支付改革的推进，医院内部管理也需积极创新以应对，公立医院高质量发展文件精神提出，要对CMI、医生绩效等进行监测评价，鼓励健全改革医院内部绩效考核方法。七院根据及医院运管战略要求，不断修订完善医院绩效考核方案，坚持"质量第一，绩效为先，按劳分配，效率优先，兼顾公平，向一线人员倾斜，与结构比收入挂钩"的绩效管理分配原则，细化绩效考核方案，注重工作量和工作质量考核，坚持全面质量考核，提升医疗服务能力和效率；坚持目标导向，突出医院和各科在发挥中医药特色方面的激励。从调结构，提升CMI入手，引导临床科室增加手术与治疗操作比例，提升服务内涵和效益，并注重康复和中医治疗费用，特需门诊和特需病房的比例，降低药品和耗材比例，不断改善收入

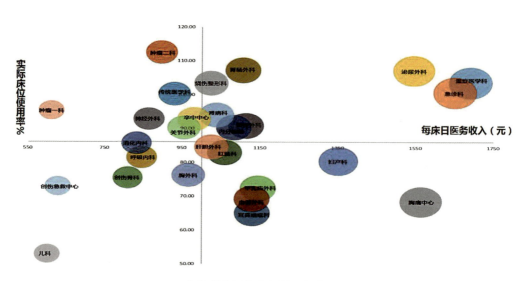

七院科室医务收入情况气泡图

结构，提升医务人员收入。

进一步强化运营意识，转变医院运行机制，围绕便捷高效，优化服务模式，创新开展日间诊疗（含病房、手术、化疗），住院管理服务（院前准备、床位共享、医康融合、健康管理），便捷医疗（线上支付、无感支付、互联网医院）等医疗服务模式，凸显医疗服务的社会效益等，提升医院的诊疗服务能力，扩大服务量，医疗收入稳步提升。

经过运营机制的转变，让临床科室充分了解各项经营数据和指标情况，进一步改善科室的收支结余及病种结构，控制科室的成本支出；利用数据分析技术，构建运营数据仓库。根据医保的按病种支付的精神和特点，上线大数据医院运营管理系统，通过权限的设置，各临床科室可登录系统查看科室运营效益情况，包括RW值、CMI、医保支付率、病种成本效益情况等指标，帮助科主任及时了解科室运营情况，相应做出调整，提升科室效益；同时，每月每季度重点分析医院整体运营情况，职能部门分别针对管理内容进行分析和反馈，运营管理员分析科室和主诊组的运营情况，进行多层次的运营分析体系。

五、提高医院后勤运营效率

优化设备耗材资源配置。在医院日常运营中，庞大耗材使用数据量和设备维护占很大比重的成本。七院提出耗材使用过程中干预和改进措施，指导临床合理使用医用耗材；同时根据前一年的耗材使用情况，制订本年度的科室耗占比，对全院所有科室耗占比进行月度讲评，对月度耗占比进行同比环比，对使用量超标的科室进行重点讲评、约谈等同时纳入绩效考核中，并将耗占比列入科室主任目标责任书中，从耗占比上规范科室合理使用耗材，降低耗材使用，推行耗材信息化管理。推行耗材"信息条码化"，实现对可收费类耗材进行实时管理，对耗材条码进行扫描即可实现出库和收费，避免了先前寄售类耗材的延迟收费，使耗材出入库更规范，同时避免了因人工手动输入而造成的耗材错收费和漏收费等现象，进一步实现二级库的信息化管理，避免浪费，推进耗材的合理规范化使用，总体实现耗材的精细化管理。也实行了医疗设备条码信息化管理和手机一键报修，使对医疗设备的管理更精细。并加强了对设备使用率的持续监测、督导和绩效跟踪，显著提升了低使用率设备的使用率。

提高医院后勤运营效率。七院后勤部门从粗放型向集约化管理模式发展，通过选择专业的医院物业管理公司对医院后勤工作中涉及外包服务的项目进行全方位的管理。集约化主要以建立"四个一"同质化管理体系为标准，即：一体化管理机制、一体化后勤服务指挥中心、一体化信息管理平台和一体化管理制度。通过专业公司的同质化管理，以第三方平台为主体，整合各类供应商零散数据及软件系统，建立一站式客服中心，实现维修、门禁、巡查、反馈、数据汇总及分析等功能，初步实现后勤管理信息化。通过集约化管理让后勤保障处从烦琐的沟通协调工作中脱离出来，实现了管办分离、减员增效，更好地发挥监管职责。在推进节能降耗上，医院选择了以低投入、高效能、运行安全的合同能源管理模式，合同能源管理项目包含对空调热源、生活热水系统、蒸汽系统、溴化锂机组、照明系统改造、群控系统等的改造以及能源分项计量平台建设。经过两年运行，取得良好效果，在业务量增长的情况下，能耗下降10%～20%。

六、强化医院运营系统支撑

2021年七院上线大数据医院运营系统平台，该平台围绕能效、医保、成本、费用、绩效管理等模块对全院DIP数据进行分析，从定性和定量的角度给予基于病种数据的客观评价，反馈临床。加强病案首页规范填写，从提高入组率角度探索未入组原因，即是否存在病案首页填写质量问题，通过强化信息支撑、提高决策质量。建立运营管理系统和数据中心，实现资源全流程管理；促进互联互通，实现业务系统与运营系统融合。建设OA办公自动化系统、科研管理信息系统、成本核算、领导决策支持系统、绩效考核等管理系统，同时优化医院现有的资产管理系统，与成本核算系统进行数据接口对接，完善成本核算管理数据。同时，管理工具的建设也逐渐推动了管理部门从"粗放型"管理逐步转变为"精细化"管理，不断提升对医院使用的资源进行更精细的管控。

（黄 凯 益雯艳）

第三节 运营管理之成效

一、推进精细化的绩效分配

根据七院发展战略与重点工作，不断完善建立科学有效的绩效分配方案，至今已修订6.0版本；推行主诊组模式，明确科主任领导下的主诊医师负责制，考核单元最小化到主诊组，覆盖全院21个科室50个主诊组，旨在改善服务态度，提高医疗质量，真正体现"以病人为中心"的服务理念，优化卫生人才资源配置，调整用人制度，让优秀人才脱颖而出，使运行机制充满活力。

二、构建运营管理体系

七院正式成立运营质量管理团队，对接涵盖所有的临床和医技科室。通过华西医院培训，运营团队掌握了一系列管理工具的应用，为医院贮备了一批运营管理骨干人才，共49人，形成良性培养机制，逐步构建了医院运营质量管理员人才库。

三、形成健康的正态循环体系

七院自转型发展之初至今，通过运营的探索和发展，医院从康复和中医治疗、健康管理等多渠道挖掘医院业务结构增量，医疗收入、总收入逐年增长，全院医疗收入由4亿提升至12亿，完成了翻两倍，全院医疗设备资产由2亿提升至5亿。医疗收入结构逐步优化，药品、耗材占比下降，医疗服务收入占比提升，达51.12%，医务人员收入逐年提升，医务人员满意度提升。

（马慧芬　姚晓阳）

第八章
医学教学同步推进

第一节 医学教学之我知

临床与教学共发展

2015年7月，七院顺利通过了由上海市教委组织的上海中医药大学（非直属）附属医院正式评审，成为上海中医药大学的第7家附属医院。

七院与上海中医药大学的缘分要追溯到2011年"创三"前夕，对于七院来说，要转型创建成为中西医结合医院，必须要得到中医药高等院校的支撑。2011年4月，上海中医药大学新建了一个二级学院——康复医学院，这个医学院除了教学在大学本部以外，还需要有一个医院作为学院的实训基地。教学和临床要做到两相配合，于是我们双方很快达成了共识，康复医学院的临床基地就落在我们七院。2011年7月21日，在上海市卫生局（中医发展办）的见证下，浦东新区卫生局与上海中医药大学签约，共建上海市第七医院为中医药大学附属医院。于是，上海中医药大学附属第七人民医院（筹）开始走上创建之路。当时我是上海市浦东新区卫生局中医科教处处长，谋划并见证了这项工作。

七院原来是一家很典型的郊区县级中心医院，2012年我刚到医院的时候，医院的教学工作基础非常薄弱，没有成体系的教学系统，仅有几所卫校的护理实习生，所有的学生培养、科室教学都是"散养"状态。而医务人员跟学生的关系，也是非常薄弱的临时师傅带临时徒弟的关系，学生毕业后离开医院就再无关系了，更谈不上研究生、规培生的培养。

十年树木，百年树人。科研是医院的明天，教学是医院的后天，如果没有成体系的教学，没有自身着力培养的学生好苗子作为未来的继承人，医院新员工的来源缺乏主渠道，员工梯队建设就始终缺条腿。要改变这种情况，我把目光投到了上海中医药大学和第二军医大学（现海军军医大学）两所院校，与两所大学深入联络，做到中医和西医的临床教学优势互补，开拓学院资源，两所大学通过对我们的考察，逐批安排实习生来院，支持我们医院开展临床教学工作。

教学相长齐并进

　　一流的医科大学附属医院有几个显著的标志，医院要承担大学的主干学科整建制教学、培养研究生、拥有专科医师培训基地、国家级规培生培养基地。七院要成为上海中医药大学合格的附属医院，就要求我们临床的医护人员尽可能到大学去任教，成为大学的硕导、博导，不光要带教硕士生、博士生，还要参与大学的课程设计，走进大学生的讲堂。

　　《礼记·学记》中提道："是故学然后知不足，教然后之困。知不足然后能自反也，知困然后能自强也。故曰教学相长也。"教和学两方面是互相影响和促进的，我们的医务人员，在当教师的过程中，自身的水平也能得到长足的进步。所以，改变全院人员的教学意识势在必行。我发现，医务人员教学的倒逼机制能很快提升医务人员自身的业务水平。我们的任教老师，在学生时期拼命学习，当了医生以后，学习动力就不足了，对自身的要求也明显降低。但是，他们在到大学任教后就不同了，这些老师晚上要备课，第二天要给学生讲课，还要查房，进行病例讨论。在教学的过程中，为了给学生讲明白各种知识点，我们的医生也不得不去学习充实最新的知识，伴随着自身的业务水平能力也得到了明显的提升。在教学体系形成的同时，医院也获得了源源不断的新鲜血液的注入，博士生、研究生、本科生等不同层次的学生都是我们医院未来新员工的好苗子，这些是我们一手培养起来的学生，对医院情况非常熟悉，更契合七院的文化，他们与七院文化相承，与自己的老师更熟悉亲近，师徒同奋进，携手共相长。

创建教学品牌

　　七院秉承"系统化、规范化、特色化、品牌化"的理念，我们也在不断提升自己的教学水平，探索新的教学模式，努力创建七院自己的教学品牌。

　　在临床的教学当中，我们发现以前规培生培养和硕士、博士的培养体系关联不大。上海市卫生局刘俊老局长在某次全市性会议上举例，有个医学生硕士期间是研究白血病的，博士期间是研究白血病某一个细胞当中的某一个酶，博士毕业后到临床当医生。有一天晚上他值班，遇到一个呕血的患者，他完全懵了，根本不会施救，患者血液喷涌而出，很快就没有了气息。下三腔管这种医生都该会的基本操作，一个医学博士生却完全束手无策，这样的案例改变了我们整个医生的培养体系。

　　七院现在培养的学生有本科生、硕博士研究生、"规培生"，而研究生培养又包含学术型和专业型两大类，其中专业型研究生与"规培生"培养并轨，更注重临床实践，具有解决临床常见病和疑难杂症的基本功，这样既有完整的学历，又加上规培的规范化培训，才能培养出真正的专科临床医学人才。

作为教学医院，特别是大学的附属医院和非附属医院的差别就在于规范的"三基"考核、规范的教学查房、规范的病历讨论和规范的病历撰写。基本操作、基本理论、基本知识这三项基础必须要反复考核，学生碰到患者要知道怎么操作，这才是医生的基本技能和素养。三级医师查房也是非常重要的教学环节，规范化查房考核学生要站在哪里，谁先报告，谁先检查，住院医生说什么，主治医师要讲什么，主任医生该如何点评，按照标准化医护常规的要求打分，形成规范，这是附属医院必须具备的，也代表着一个医院的教学水平。

一个医院教学条件好不好，一看老师的教育水平，二看教学的软硬件（包括：医院有没有实训中心、示教室和学生公寓等）。我们对医院的实训中心加大了投入，建设成了非常有特色的康复实训基地，打造了实训中心的特色和内涵，形成我们的教学品牌。我们也一直在不断改进教学条件，在每个临床科室的楼层上都设置了示教室，七院目前有20多个示教室；还在离医院直线距离仅几百米的高桥荷兰新城租赁了舒格公寓，公寓可容纳近300人，为实习医生、"规培生"、研究生提供免费的住宿，从生活上提供了保证。

（王杰宁）

第二节　医学教学之我行

创建附属医院

一、加强师资队伍建设

建设一支成熟的师资队伍，是发展医学教育之本，那么如何体现中西医结合的特色呢？在转型发展之前，七院是一家以西医为主的综合二甲医院，既然要创三，要成为上海中医药大学的附属医院，就离不开一支中医内涵突出、科教能力重视、管理思路清晰、具备教学资质且热爱教学工作的师资队伍。七院先后组织安排医师参加了上海市卫生局西医学习中医在职培训班，护士全员参加了上海中医药大学在医院内组织的护理西学中专场培训。至今医院累计180余名医师获得"西学中"培训合格证书，全覆盖"西学中"人才培养。虽然对于全院范围医务人员中医资质的培训是加强中医队伍建设的最基本条件，但是七院医师及护士仅仅是具备中医基础知识及中医操作的技能对于满足医院飞速发展的需要还有一定的距离，当然也不能满足创建上海中医药大学附属医院对教学师资中医内涵的全部要求。因此，医院管理层结合医院的发展特色，结合学科的发展需求做出一些举措，进一步提升医务人员的中医内涵及对中医中药素养作为医院师资培养的重要内容。在医院定期开展中医医案赏析讨论会，邀请副主任医师以上的中医药专家，给大家做有效中医临证医案的介绍并组织与会人员进行讨论，每月积极组织中医经典的学习，如《伤寒论》《黄帝内经》等古籍，固定开展学习，保证至少每一个月1次；组织医务人员参加国家、上海市、浦东新区各类中医药继续国家、上海市、浦东新区教育学习班；鼓励医务人员积极申报各级各类中医药继续教育项目等。按照"双师型"教师标准，鼓励临床带教老师积极参加高校教师资格证的考核并申报高校教学职称，在上海中医药大学专业教学团队的精心带教下，教学能力有效提升，成为七院教学工作发展的先行者及领路人。

二、加强科教协调发展

如果说打造一支师资力量雄厚的教学队伍是成为上海中医药大学附属医院的基础，那么培养医师医、教、研一体化的基本素养至关重要。七院在教师的教学能力提升的同时，教学研究的意识也不断觉醒，积极鼓励医师对于教学科研项目申报，从前期的院级课程建设项目的培育，到校级课程到上海市教委的教育教学项目，只要立项医院均给予一定的资金进行匹配。从此，在一系列的鼓励支持政策下，七院师资队伍的教学研究能力上升至一个新的台阶。

精心培养骨干师资队伍的同时，教学处加大对教学环节的督促管理力度。教学督导均为资深教师，参与制订并认真执行教学督导规章制度。随堂听课，督查任课教师的教学态度、教学准备、教学内容、教学方法、教学效果等；督查学生的学习态度、学习风气、学习纪律、学业成绩等。认真做好听课记录与评价，并把意见及时反馈给有关教师和部门；参与教学巡视检查和教学文件检查，检查教师的授课计划和教案等，及时掌握教学一线的动态，以及教风、学风情况。定期召开教师、学生与教学督导员座谈会，了解教师、学生对学校教学工作的要求、意见和建议；组织学生对全校教师教学水平进行评价，为教学质量考核确定提供依据；开展教学检查，对学校教学管理规章制度、教学计划、授课计划、教学大纲及教案的执行情况进行全面检查。将临床教学作为学科评估、教研室绩效评价的重要内容，完善"科—院—外"的"三级教学督导"机制，设立院专家组，每季度对各科室临床教学开展情况进行专项督导，督导结果作为科室绩效和科室主任考核的重要内容。同时建立有效的激励与约束机制，调整教学考核在绩效分配、职称晋升、评优评先、人才项目等方面的评分比重，充分调动临床教学人员的工作积极性。通过多年的教学，为七院高素质的发展蓄势赋能。通过对研究生、"规培生"、实习生等"三生"对象的教学监管督导，促进师资队伍的水平进一步提升。

三、加强教学质量管理

完善临床教学质量保障和监控体系，对教学工作进行全面质量管理，力求教学工作科学、规范。不断完善教学管理体系，设立教研室和教研组，成立了毕业后医学教育委员会、教学工作指导委员会，下设教学处、教学质量督导办，有分管领导、职能部门专职教学管理人员。根据临床教学需要，重新调整建立健全了中西医结合内科、外科、妇科、儿科、针推康、卫生管理等教研室以及骨干教师，通过教学试讲和竞聘，聘任了教研室主任和教学干事。另外，整理汇编了教学管理制度，建立健全了教学相关制度。2015年，在大学规范指导下，进一步完善教学管理制度及流程，深耕教学内涵建设，试行新版的百分制教学督导评分体系，细化各项临床带教指标，做到教学精细化管理。注重教学工作量与教学质量的相结合的绩效评价管理，有效激励临床教学工作的进行。同时有效应用完善的绩效管理体系的评估和激励作用，实行了季度优秀临床带教科室评奖、年终考核优秀教研室主任、骨干教师、教学干事等，细化了工作效率、教学质量和学术能力方面的要求，强化了被考核者的教学责任心和责任意识，有效地激励了全院临床医师投入教学工作的热情。各项质量管理举措的全方位落实，将教学工作及标准与上海中医药大学接轨，成为上海中医药大学附属医院申报的有利条件，为各类教学基地的申报及课程建设项目的立项奠定了扎实的基础。

四、夯实教学课程基础

教学质量是教学工作的核心，是提高教学质量的根本保障和推动教师队伍建设的重要因素，是医院创建大学附属医院的压舱石和永动机。医院积极利用上海中医药大学、海军军医大学等医学院校以及其他兄弟医院的优质教学资源，通过教学研讨、学术交流、进修学习、竞赛评比等形式，提升师资队伍的教学水平。此外，先后组织教师参加上海中医药大学的硕导、博导培训，并成功取得硕导、博导资格证书，其中具有博导资质5人、硕导资质119人，覆盖临床、护理，行政管理等不同专业，为医院教学层次提升奠定了基础。鼓励中青年教师积极参加上海高等学校教师资格考试，积极和上海中医药大学协调，对已通过教师资格证考核的医师，进行高校教师资质认定与评定，现在80%的科室医师均已经承担大学课堂授课任务。

五、提升临床带教能力

2013年医院"创三"成功后，七院开始全面规划部署创建大学附属医院的各项工作。在成为上海中医药大学附属医院之前，医院只承担了少量的大学临床实践教学任务，医院管理层积极鼓励与高校之间不同层次的年级实践基地合作建设。到现在，承担上了上海中医药大学、海军军医大学、上海健康医学院、承德医学院、大理大学、河南大学、宁夏医科大学、思博职业技术学院、杉达学院等学校的临床实践教学任务，还积极鼓励七院的教学范围对象从大专生、本科生向硕士生、博士生不断拓增。

依托上海中医药大学的优质教学资源，通过和教师发展中心的合作，共同开展临床骨干教师专业化培训。进一步深化和上海中医药大学康复医学院、国际教育学院、护理学院、公共健康学院的合作，加强了医院与大学二级学院的合作。遴选有志于临床教学事业的临床中青年教员，外送出国培训交流；鼓励开展教学理论及方法创新，设立院级教改课题；在医院"后备人才"培养计划中，增加教学能力培养模块，为教研室储备人才。此外，医院管理层还创新打造"双师型"教师队伍，建立以教研室主任为核心、院外特聘专家为指导、优秀教员为骨干、教学秘书为纽带的临床教学团队；对参与临床带教的师资进行严格遴选，确保带教实施过程标准化、规范化。

六、打造品牌教学课程

积极申报上海中医药大学及与兄弟医院的院-校、院-院课程建设合作项目。与上海中医药大学护理学院共建"护理学基础""内科护理学""外科护理学""儿科护理学"课程项目。护理部通过擂台角逐、专家评选的形式，取得了上海中医药大学护理学院"灾难护理学"课程的独立挂牌授课资质，严格把关从理论授课到课程建设等一系列环节上的教学质量，着手打造医院的精品课程。与上海市中医医院共建"诊断学""中医内科学""中医外科学""影像诊断学"等临床主干课程；并首次承担上海中医药大学继续教育学院4门主干课程："诊断学基础""中医内科学""西医内科学""影像诊断学"的独立挂牌及授课任务。重点发展围绕"中西医结合康复医学"的理念思路，进一步增强和大学康复医学院的教学合作和联系，更多地参与到康复医学的理论课程体系中，尤其在康复医学课程教学建设方面，鼓励康复医学中心多名骨干教师，参与到大学康复医学院物理治疗（Physical Therapy，PT）课程、作业治疗（Occupational Therapy，OT）课程等授课任务。新增"康复影像学基础""康复疾病诊断学"康复主干课程的课程建设任务，打造康复特色教学品牌。

建设培训基地

一、增设研究生培养基地

建设研究生教学基地，大力推动七院研究生基地建设工作。2013年七院与上海中医药大学签约了联合培养协议，上海中医药大学胡鸿毅副校长带领研究生院团队一行7人参加了签约仪式，王杰宁院长带领七院党政领导班子、职能科室主任和教研室、教学组老师，临床科主任、护士长等出席会议。上海中医药大学与七院研究生联合培养协议正式签订，标志着上海中医药大学与七院的研究生培养合作正式启动，推动并拓宽七院对中西结合专业研究生培养。伴随着附属医院的创建发展至今，从2014年正式培养第一批导师并招收第一批硕士研究生1名，到现在有健全的管理规章制度、齐备的人员岗位设置，充足的硕博导师资队伍和人才济济的硕博士学生团队，医院在研究生培养上全面开花。在邀请强势科室选聘挂职导师的同时，也深耕导师队伍建设，选派有志于医学生高等教育教学工作的副高级以上医师、护师参加大学组织的各类教师培训班，打好坚实基础。成为导师并不是培训的结束，而是培训开端，每年七院组织所有导师参与大学的导师在线培养课程并完成考核。在每一学年开始前也组织所有在岗导师研读大学最新研究生管理手册和研究生培养方案，将工作做在前面，让导师对整个学生培养的过程有一个统筹的安排。

在追求硕士生导师数量的同时，医院根据自身的基础和发展有选择性地向一些重点的、薄弱的、紧缺的专业倾斜。截至目前，七院硕导涵盖内、外、妇、儿、骨、针、五官、全科等科室外，还另有医学技术（影像学、超声学、检验等），护理，麻醉，介入科，药学部，病理科，健康管理部（公共卫生管理）等几乎所有医院的科室，具有博士生导师资质5人、硕士生导师资质119人。

二、创建医师规培基地

促进教学快速发展，积极创医师规范化培训基地及教训平台。七院目前为国家级中医住院医师培训基地，上海市中医专科医师规范化培训协同基地（中医内科），上海市西医住院医师规范化培训协同基地（外科、急诊科）。除统一完成上海市公共科目（流行病学、法律法规等）学习外，还增设了一系列住院医师基础理论的培训，如文献检索、读书报告、系列讲座等，其中系列讲座是针对不同年资住院医师设定的阶梯式特色讲座，以基础理论、基本知识、学术进展为主要内容，每周组织一次学术讲座，由院内外知名专家讲授各学科前沿知识。每两周组织一次英语学习和英语查房，聘请专业英语老师和有国外工作经验的专家进行现场指导等，内容紧扣临床，鼓励学员在学中做，在做中学。

医务处每两周组织一次全院临床病例讨论会，要求住培医师全员参加。通过病例选择、病史汇报、病史答疑、住院医师自由发言、病理汇报、专家点评等环节，进一步拓宽住院医师临床思维能力。每周组织一次教学查房，事先选定一个病例，由科室委派副高以上医师组织，分小组实施。实训中心每年定期安排培训课程，实行预约式管理、开放式培训。培训内容涉及中医科、内科、外科、专科、急救技能及辅助诊断培训等模块，设置临床基本技能、模拟执业医师多站式考核、模拟住院医师出站考核、基本医疗设备使用等课程，住院医师可根据自己的培训阶段选择相对应的培训模块，培训与考核情况均详细记录于《住院医师轮转手册》，使住院医师临床动手能力培训向更加规范化、精准化方向发展。

教学处每年组织规培团建活动，激发住培医师的责任感和团结协作精神，展示青年学生昂扬向上、奋发进取的青春活力。每月组织集体生日会及座谈会，及时了解学员的心理状态，避免因个人情感、人际关系、工作压力等因素引起的各种心理困扰和情绪问题，有效处理人际关系，增加工作积极性，提高全体住培医师心理健康质量。

组织人事处及教学处提前宣讲院级优先招录政策，在学习、轮转过程中主动发现优秀人才，并进行重点培养及招录，夯实医院未来发展。同时，将"优选计划"参与度和教学实践基地考核挂钩，设立准入及退出机制，提升院校间教学实践基地合作紧密度。

三、大力推进继续教育

继续教育项目的成功申报及举办是彰显专科内涵及学术影响力最有力的证据。跟随医院创大学附属医院的步伐，教学工作助力临床科室积极申报各级各类中西医继续教育项目。

积极开展远程继续医学教育，充分利用现代化教育手段，丰富继续医学教育，提高继续医学教育的可及性，扩大继续教育的覆盖面，使得更多的卫生技术人员能够方便地学习医学新知识、新理论、新方法和新技术。大力推进临床诊疗规范、适宜医疗技术、合理用药指导，促进卫生技术人员及时增强知识储备，适应实际工作的需要。七院在上海市及浦东新区卫生局的支持下，从2011年7月起，经上海市卫生局批准，由上海中医药大学继续教育学院负责实施，先后开设了3个在职"西学中"培训班（两年制），全院医生总数的70%左右（含部分药师）参加学习。全院400余名护士先后分三批参加了上海中医药大学举办的护理中医药基础知识培训班，完成了100课时的培训，护理人员取得中医药培训证书人数374人，占护理人员人数的75.7%。截至2022年，医院主办国家级继续教育项目20余次、上海市继续教育学习班20余次，累计培训2万余人次。

完善制度建设

一、建立"四大制度"

1. 导师负责制度

导师具有中医学类（中西医结合类）专业本科及以上学历、中医主治医师及以上职称、从事中医临床工作8年及以上、确有一定中医学术专长，经个人自愿报名，教学处审核，医院毕业后医学教育委员会审核后聘任，聘期为3年。每位师承导师最多带教3名住院医师。导师主要任务是了解、检查、督导住院医师培训计划执行及完成情况，关心其思想、生活状况，培养敬业精神，对存在问题及时指导和梳理。

2."1+13"规培管理制度

2019年年底，七院根据国家督导整改意见，医院积极分析督导中专家组提出的问题，针对院内教学所存在的薄弱环节，开展针对性整改，并出台下发《关于进一步提升医院教学工作的指导意见》及《住院医师规范化培训管理办法》为核心的"1+13"规培制度，制度从师资队伍建设、督导队伍建设、考核实施办法、岗位职责等方面360度进行界定。此项制度的制订，完善了住培管理体系、梳理了临床教学构架、加强了教学督导机制及中医内涵教学帮扶，对现有教学工作进行梳理与调整，完成了院内教学体系再造。

3."24小时"住院制度

医院租赁舒格公寓24间，为实习医生、"规培生"、研究生提供免费的住宿，该公寓到医院的直线距离仅500米，步行10分钟即可到，从生活上提供了便利。各科室在遇到特殊事件或急诊收治到典型患者后，及时通知学生第一时间内到达科室参与处理或学习，在制度上予以重申要求，从机制上提供了保证，使规培住院医师"24小时"住院制度较好地落到了实处。

4.教学病例管理制度

通过医院内部资源整合协同，针对个别薄弱培养方向，如针推方向、中医外科疮疡方向等，在相应临床科室专设教学床位，用于该方向学员的日常临床实习轮转及理论课实习带教，对教学床位采取特殊绩效考核机制。要求各轮转科室按"规培"要求每月收治一定数量的常见病、多发病种，及时组织"规培"学生学习实践。保证了教学病例收容真正落实，改变了部分科室收治病种过于单一、教学病种缺乏的现象，基本实现"书本上学得到，临床上就能见得到"，使住培医师对基础病种能有足够的感性认识，为成为优秀的全科医师和专科医师奠定了良好基础。

二、搭建"三个平台"

1.高效的管理平台

"规培生"、研究生、实习生俗称"三生"，"三生"按年级管理，每个年级各设组长一名，鼓励骨干参与管理，在每年度的评优、评奖方面给予行政管理加分政策，定期组织召开骨干会议，信息传达顺畅，覆盖到每一位研究生、"住培"医师实习生。组建"学生党支部"和"学生团支部"，积极鼓励研究生、住培医师实习生参加医院组织的各项党团活动，定期组织教育培训工作，做好党员发展和入党积极分子的培养，每年定期做好优秀党员、团员的评选工作，鼓励研究生、"住培"医师加入

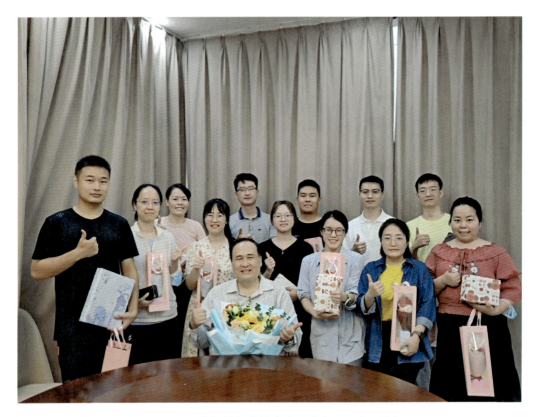

王杰宁院长参加教师节的联谊活动（2022年9月）

中国共产党，建立一支高质量的党员、团员队伍。以学生党支部为载体，充分发挥学员党员的先锋模范和骨干带头作用，使学生党支部成为带动七院"住培"学员团结进步和开展思想政治教育的坚强堡垒。通过设立宿舍区"学生园地"专栏、学员微信群，定期展示学员活动照片、学习体会感想以及"明星"寝室评比等信息，努力为学员搭建良好沟通交流平台。为促进学员素质教育，加强学员的凝聚力和归属感，每月以座谈、汇报等形式加强与实习学员的交流与沟通，丰富学生的文娱活动，组建志愿服务队，组织教师节、中秋节、迎春师生联欢会等节日联谊活动。多主体、全方位细化学员服务，优化学生工作流程。

2.打造的技能实训平台

七院实训中心占地面积850平方米，拥有模拟重症病房及模拟普通病房各1间、康复实训教室1间、综合多媒体教室1间、客观结构化临床考试（OSCE）考站4间、图书阅览室1间。实训中心既承担着临床理论、实践教学任务，也兼具上海市住培结业考核考站、美国心脏协会（AHA）培训中心及中国康复医学会继续教育培训基地等多项功能。目前，实训中心拥有高级临床模拟2G病人、综合听诊模拟器2台、高级妇科模拟人、穿刺模拟及各类操作模型数台、中医"四诊"仪器等。并拥有心肺康复仪、重症康复仪器、康复功能锻炼床等各类康复仪器设施，器材共耗资400万。年培训考核6 000余人次，在"三生"教学、医务人员的继续教育中均发挥着重要的作用。

3. 多维度的医院保障平台

为了解决学生住宿的困难，方便24小时医院管理，医院给全体住培医师、专业型硕士在第一年免费提供住宿，给予专业型博士研究生、学术性研究生免费提供公寓宿舍，同时配有阅览室、独立卫浴、24小时热水等设施，开放自习室方便住培医师学习和生活。

三、关注"三生"就业

1. 召开就业保障专题会

为了保障每届毕业生的就业情况，医院管理层在每年就业工作启动前都会组织就业专题保障会，制订并督促落实一系列就业促进活动计划，七院自2014年招收研究生以来，历年来就业率均为100%。

2. 就业岗位向"三生"倾斜

为更好地建立医院人才梯队，为医院输送优秀临床医疗类人才，教学处联合组织人事处，面向所有院内"规培生"开展"优选计划"。单位"规培"及用工招录在同等情况下优先录用本院实习生以及规培生。为毕业生就业建档，不仅提前摸排学生就业意向，科学整合对毕业生就业有价值的档案信息资源，借用现代化服务技术和服务平台发布，为毕业生的就业提供高效、便捷、优质的服务；而且邀请往届优秀毕业生及应届毕业生中就业状况较好的同学分享就业经验，帮助同学建立良好的择业观念，增长就业技巧，从2014年开始，七院共培养7批共170余名"规培生"，留用本院"规培"基地出站人员28名。

（邱英莲）

第三节 医学教学之成效

一、教师队伍建设逐渐完善

2014年1月，医院组织首批共计7名教师取得上海中医药大学硕导资格证书，到现在目前医院共有博士、硕士研究生导师119人。硕导涵盖内、外、妇、儿、骨、针、五官、全科等科室外，还有医学技术（影像学、超声学、检验等）、护理、麻醉、介入科、药学部、病理科、健康管理部（公共卫生管理）等几乎所有医院的科室。博士生导师涵盖了5个学科方向，学生可以在七院完成本科、硕士、博士的全链条培养，同时七院内部医务人员的学历晋升通道也完全打通。从2016年开始，七院成功培养了第一批"双师型"教学人才，"双师型"教师队伍的数量逐年增长，截至目前，七院拥有高校教师资格证人员数量82人。其中成功获聘上海中医药大学教授职称2人，副教授11人，讲师20人。

二、创建培训基地，优化"三生"队伍

七院现有国家级中医住院医师规范化培训基地2个（中医、中医全科），同时也是研究生培养基地以及美国心脏协会的AHA培训基地。从2014年至今，累计培养住培医师170余人，共7人获评"上海市优秀住院医师"，28人出站后留院工作，目前均已发展成为医院科室骨干，累计招收硕士研究生共计203名，硕士研究生就业率达100%。

三、教学资源和平台建设优化

医院所有临床及医技科室均设置独立的教学示教室，面积共计853平方米，添置标配的教学及教学辅助设备。启用电化教室和远程示教中心，同时开放职工文化中心方便"三生"学习、娱乐及休息。

四、教学科研产出质量提升

七院研究生自2017年发表第一篇Sci，影响因子2.138分，此后医院学生学术成果产出进入加速阶段，平均每年有5篇以上Sci见刊，同时获得发明专利3项，20项校级以上个人荣誉，7项校级教学集体荣誉。至今七院研究生发表Sci学术论文11篇，共计IF影响因子为31.379，核心论文共计37篇。未来，七院学子将在更高的舞台上展现风采。

（刘甜甜）

第九章
夯实医院文化根基

第一节　医院文化建设之我知

医院文化建设之路

求木之长者，必固其根本。医院文化建设最能发挥人的潜能，是医院实现医疗、教学、科研的共同发展的目标及理想境界，是医院创新机制体制的精神发源地，是发扬医院精神的既有阵地，是深耕内涵的重要载体，也是员工长知识、强本领的精神粮仓。众所周知，医院文化是在长期医疗实践过程中沉淀和发展的，作为院长，我所追求的医院管理的最高境界，其实就是医院文化的建设之路——全体员工把医院的管理理念作为灵魂，作为我们共同的价值观。

对于　家在正轨上高速运转的医院，其医院文化经过几十年的积累，已经在潜移默化中逐渐定型。而对于七院，因缘际会创立"三甲"，作为"新生代"的三级医院，跟"老牌"的三级医院相比，不论是硬件上、技术上、水平能力上，还是发展理念上都存在很大差距。七院要着重塑造自己的文化，"创三"以来这十年来，我们一直致力于塑造七院共同的价值观，我们的文化建设，经历了从治理到管理再形成文化理念的过程，相当于在平地里建一座金字塔。

七院的文化建设也经历了一段"混沌未开"的过程，"创三"这一年在重压之下，新旧文化激烈交锋，而后"混沌初开、乾坤始奠"二者相融，形成统一思想认知，这是一个必然的过程。比如：当时有人说二级医院挺好的，压力没那么大，为何要去"创三"；有人觉得医院大门口脏乱、黑车横行造成拥堵是司空见惯的事情，再平常不过的了——但这与我们现在的医院文化完全是背道而驰的。这些激烈的对抗从表面看起来是个人的行为，但究其本质是文化没有趋同。

打造七院文化理念

医院文化包括硬文化和软文化。硬文化是可以摸得着、看得见的环境文化，也就是物质文化。硬文化的提升需要依靠政府的投入，包括建设大楼、添置设备、改造病房等。但是关键还要看医院的管理，那就是软文化的范畴——包括制度文化、观念文化和行为文化等。这十年来，七院致力于打造病房（门诊）宾馆化、环境园林化等"硬文化"，更注重打造服务温馨化、管理现代化、医院智慧化的"软文化"。

七院这几年的设施改进了很多，虽然在浦东新区还是属于设备陈旧、房屋陈旧的医院，但是我们的管理理念有了明显的进步。很多人看到七院的厕所、候诊区反映："虽然医院老旧，但是整洁度高，候诊区也温馨舒适。"小厕所，大问题，医院里患者聚集，容易发生交叉感染，医院的卫生间就应该像宾馆卫生间一样干净。舒适、多功能的候诊区，是患者及家属最能缓解紧张心理、调整心理的休息等候场所，原来候诊区不锈钢式冰冷的长条椅正在被逐渐淘汰，由温馨淡雅、时尚设计的沙发替代。

高质量发展的医院是要有温度的医院。我们在医技楼三楼还打造了职工文化中心，并设医院院史馆、微型图书馆、党建活动中心等综合性休闲、娱乐、活动大厅。职工文化中心是面向普通员工学习、交流、休息的地方，尤其对医院的"弱势群体"开放，包括实习生、研究生、退休的老职工、保洁阿姨等，让他们感受到医院的关怀。同时，在这里展示医院中西医浓厚历史，开展职工生日派对、党支部活动，这样既有特点又有沉淀的职工文化中心，是我非常自豪的地方。

作为一家中西医结合医院，要把中医和西医的文化融合在一起。七院的院徽图案是银杏叶，中间一分为二，也代表中西医的融合。医院的院服，前面看是中山装，从后面看是西装，体现了中西合璧。在医院的环境改造上面我们也下了很多功夫，早在2012年就在门诊大厅选用了数量众多的电子屏，利用大屏幕展示科室特色、介绍医生信息、普及中医药文化。为了做好医院庭院的建设，我们请艺术院校的专家教授为我们设计摆放有象征意义的雕塑，利用休息椅的隔断种植展示中草药盆栽，通过手绘及真实的中草药展示海派中医氛围。医院院区内的本草园是一座集药用植物栽培、中药文化展示、科普园地、中医诊疗、休闲养身为一体的中医药文化主题园，配合一条中医文化长廊，上方的紫藤花爬上长廊，微风缓缓，别有风情。

另外，在学科发展、品牌特色的打造上面，我们坚持"医院搭平台、科室结对子、医生交朋友"的方式；在学科方面，打造"院有重点，科有特色，人有专长"的文化理念；在人才培养方面，创立了自己的"七院三星"人才培养计划和"小鸭子"后备干部培养计划；在用人方面，坚持"用人须以品德为先"的理念；在医院的发展道路上，我们坚持"高铁"理念，讲究速度和优质的服务。在未来发展趋势方面，坚持"做浓中医、做好西医、做实做特中西医结合"的发展观，医院是沿着"大健康、大康复、大智慧"的发展道路前进。在品牌舆情方面，无论在何处，做自己医院的外交使节，永远做正面谈论，不做负面的评论。这些已经是七院共同的理念，形成七院特色的文化底蕴。

七院独特的价值观

七院的价值观是：患者信赖，员工幸福和社会责任。

患者信赖是我们追求的目标。客户服务的发展层级，一是反复接待患者的投诉，二是符合法规要求，三是注重服务细节，四是患者的满意度来衡量医院的水平。我们要把忙于应付患者投诉的医院，变成让患者满意的医院，以后还应该变成患者首选、信赖的医院。

医院与医院之间最大的差别，也是最容易改进的地方就是服务内容和水准，这也是患者衡量一个医院满意度的重要指标。按患者对医院活动重要性排序，服务专业化是首位，其次是热情接待和快速准确处理事务。以前我经常在监控里头看到有些患者自己踮脚跳着进入医院，有的从出租车下来之后家人背进医院，在医院看完病后再自己跳着或者由家人背着出去，这是非常痛苦的。社会文明程度越高的国家，对弱势群体越重视、对其帮扶措施越多。所以，遇到有残障人士进入医院，就要用七院的文化让他们感受到尊重，感受到社会并没有忘记他们，医院要关照好他们，不能戴有色眼镜。因此，我要求门口的保安凡是看到活动不方便的患者，要主动把轮椅放送到车子的旁边，凡是需要上担架车的，要用标准化的流程保护患者的安全，为患者服务。当然，为了鼓励保安做好这件实事儿，医院也设立了相关的激励措施。

过了这"满意度第一关"，随着患者进入医院及门诊，还有"第二关""第三关"……医院的环境设施是不是人性化？挂号就诊取药是不是方便？预约检查是不是便捷？这些也影响患者对医院满意度的评价。过去患者对医院抱怨最大的就是"三长一短"——挂号时间长、排队等候时间长、缴费拿药时间长、就诊时间短。随着上海市便捷就医服务举措推进，看病实现"脱卡支付"，"三长一短"现象正在逐渐改善，老百姓的就医体验，正因技术赋能而变得不同于以往。目前"脱卡支付"已升级到了2.0版本，七院的"脱卡支付"覆盖面达到50%以上，患者只需要一部手机，就可以实现挂号就诊、缴费、检查、取药，不需要另外再排队了，最大化地方便了患者就医。

员工幸福，我觉得这个非常重要。员工是医院非常重要的资源，没有幸福的员工又怎么会用幸福的心态来对待患者？患者又怎么会对医院信赖和满意？所以员工幸福一定要作为医院的文化，打造成医院的理念。这十年来，医院为每一名员工发展预备了空间，让每一名员工都找到自己的定位及发展目标，不论发生什么事情，我们一定把员工的利益和福祉放在最重要的位置来衡量，同时不断提升员工对七院价值的赞同。七院实行院务公开制度，医院的很多决策、涉及员工切身利益的一些改革措施、福利待遇等都要第一时间让员工知晓；后勤膳食委员会制订制度，落实员工对食堂的反馈意见，不断改进员工伙食质量；每个月给员工（包括实习生）举办集体庆生活动；高温天气及节假日医院领导要到一线慰问，密切干群关系；疫情期间，我们把院内最好的食物优先给倒下养病的医院同仁，让他们补充好营养，给所有员工购置御寒服、抗疫茶、设置买菜绿色通道，确保他们没有衣食住行的后顾之忧……

社会责任，是七院作为公立医院所必须履行的。首先，七院作为区域的医疗中心，我们必须要保障区域老百姓的医疗救治、康复一体化工作以及中小学青少年的体检、养老院医养融合。其次，疫情防控期间，我们也承接了接种疫苗，采集核酸、设置隔离点以及医疗救治工作；每次接到援疆、援滇、援摩的任务，都是选派精兵强将圆满完成任务，得到社会各界的好评；我们还成立了东海海上救援医疗队，承担东海海上救援的医疗工作；组建了军民两用型的应急保障医疗救治队伍，做到平战结合，急难险重，使命必达。

有人文关怀的医院文化

在七院有一个不成文的规定，那就是除了特殊医疗规范，如急救中心患者救治操作规范，其余院内"规章制度""锦旗"均不上墙。取而代之的是更具人文关怀和更具纪念意义的装饰。新医技楼投入使用的时候，整栋楼上下那么多墙面需要布置，我们动员全院职工自己亲手画一幅数字油画，配上自己想对医院说的一句话，加上署名。这样的画现在遍布我们医院，每一幅画虽然落笔稚嫩、用色浅薄，但都承载着全院职工沉甸甸的祝福和心意。以前我们的病区里经常挂着很多患者送来的锦旗，我叫停了这种行为，医院社工部设计了"大同锦鲤"公益项目，将患者赠送锦旗的这份感激之情转变为捐赠购买一幅慈善机构自闭儿童的画作，一方面这些画作可以作为装饰品继续点缀我们的环境，另一方面，画作的收益还能反哺给那些因病致困的患者和员工，这样的"大同锦鲤"项目，才能真正延续大爱的传递。

每年年终考核的时候，我会请财务、绩效、质管多个科室联合，设计出一幅大大的气泡图，里面展示了每个临床科室这一年的绩效，临床工作、科研教学等各类产出，成绩越大，气泡越大，所处的位置越突出。我把每个科主任请过来，让大家看自己所在的科室在这个图的哪个位置，看看科室对医院的贡献究竟有多少，就这样不断地鞭策他们，气泡也一年比一年更大更圆了，科主任绩效考核成绩与之挂钩，这种参与感更好地激励了我们的科主任。

（王杰宁）

第二节 医院文化建设之我行

建立文化核心价值观

一、凝练"中西结合"的核心文化

医院文化，是医院价值观在其指导思想、运营理念、管理风格和行为方式上的反映，以"文化保障发展、以文化促进发展"的强院战略已成为医院管理工作的核心任务。七院在2012年转型"创三"后，在文化建设方面，面临着从西医为主的综合性医院的文化建设向中西医结合的医院文化进行转变，将中医药文化有机融入医院的文化中，发扬传承和创新。医院以体系建设为载体，建立"三驾马车、四轮驱动"模式，打造中西医结合的医院文化体系。三驾马车，即从体系建设着手，分别为核心价值体系、行为规范体系、环境形象体系；四轮驱动，即聚焦打造管理文化、形象文化、精神文化、团队文化，从无形到有形，把文化从模糊的概念转换成具体的有形物质。

全院征集富有中西医结合元素的院训、医院宗旨，形成了"德仁、术精"的院训，"患者信赖、员工幸福、社会责任"的医院服务宗旨，"做浓中医、做好西医、做实做特中西医结合"的医院使命，坚持"大健康、大康复、大智慧"发展方向。同时为了突出医院形象特点，对医院院徽进行了重新设计，具体内涵如下：① 立体性设计，强调独特性；② 标志整体为银杏叶造型，宜中宜西，

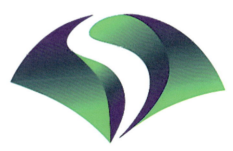

七院院徽设计图

中西结合；③ 生动融入"S"（上海）和"7"（七院）的元素；④ 整体左右穿插，有机融合，体现中西医相辅相成；⑤ 中间间隔显示七院地形特殊，凸显个性。医院将院徽应用到工作牌、会议室、宣传栏、导向牌等载体之上，提高了医院的辨识度，增加了公众对医院的认知度，也增强了广大员工的集体意识。

二、建设"患者信赖"的服务文化

在医院文化建设过程中，始终坚持"患者信赖"的服务理念，树立以患者为中心的服务文化，是我们追求的目标。根据医院患者满意度提升情况，秉承表彰鼓励为主的方式落实考核机制。在患者就诊的过程中，要求工作人员文明用语，与患者积极沟通，医生准时开诊，一人一诊室；医院导示标识清晰，无破损、无小广告；

卫生间干净无异味，病区环境干净、安静，医院内部环境整洁干净。并将之落实到日常考核中。每月根据满意度测评数据，与科室绩效考核挂钩。年末纳入各部门负责人述职评议及年度目标责任书。评先评优，设立精神文明专项奖：满意度优胜科室，文明服务标兵（医生、护士、医技、文员、后勤），最受患者欢迎医生，最受患者欢迎护士等。同时根据国家及上海市层面考核，每年度国家绩效考核及上海市满意度测评数据公布后，根据情况对相关职能部门负责人进行奖惩。

10年间，医院为贯彻落实国务院"互联网+医疗健康"战略，推进业务流程再造，通过对全门诊进行无线网络覆盖为便捷就医、智慧门诊打好了信息化架构，将患者就医期间涉及的所有流程由线下转移至线上，应用"互联网＋"等信息技术，优化以患者为中心的诊疗流程，体现以患者为中心的价值医疗内涵，优化了医疗流程，为患者提供预约诊疗、移动支付、结果查询、信息推送、送药上门等便捷服务，减少等待时间，提升服务效率，提高了患者满意度，改善了就医体验。

三、坚持"员工幸福"的人本文化

员工是医院实现医院社会效益和经济效益的主体，是医院文化的实践者。促进员工的可持续发展及员工幸福感，是七院文化建设的重中之重。为此，医院建立了全周期的员工培养路径，对新入职人员进行综合的岗前培训，并按照不同岗位和级别发展到相应的人才培养路径上，从个人的发展规律和特点出发，对接需求、强化优势，积极培养国家级、省市级、校级与院级各层次各领域专长的高层次、复合型人才，并且每年选拔"七院三星人才"和医院后备干部等具有发展潜力的人才到外

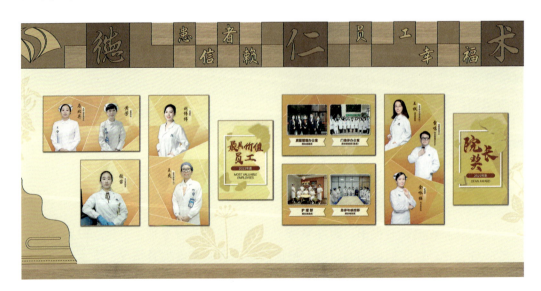

医院最具价值员工及院长奖宣传展板（2023年1月）

进修。同时在员工激励上，不仅建立了科学合理的奖励分配机制，在年终表彰时，对各个方面具有突出贡献的员工，颁发"最具价值员工""院长奖"等奖项，至今共有130余人获得该奖项，充分发挥了每一名员工的主观能动性。

贯彻群众路线，同职工心连心，医院定期发放职工满意度调查问卷，及时收集职工对医院工作的意见和建议，丰富员工的业余文体活动，以节日为契机，组织开展形式多样的文体活动，锻造积极向上的医院文化，开展丰富多彩的减压活动、缓解医务人员的身心压力。2018年医院建成职工文化中心，2019年成立职工艺术团，不断开展员工才艺秀、羽毛球赛、围棋赛、青年拓展活动、户外健行俱乐部、摄影俱乐部采风等活动，每年举办二十余场活动，近千名职工参加，不仅增强了职工的健康管理意识，提升了职工的身体素质，也丰富了职工的业余生活，在医院里取得了良好的反响。

四、践行"社会责任"的公益文化

社会责任是体现公立医院公益性的重要标尺，医院开展的社会责任活动是促进社会和谐的有效手段。七院充分发挥区域性医疗中心的责任，做好区域的老百姓的健康管理，开展健康调养咨询，建立健康档案。定期进行健康指导，不断完善互联网医院线上功能，开通支持线上，核酸检测、医保支付、用药咨询、检查预约等服务，开通线上云诊室17间。承担了医联体内妇科两病筛查，浦东新区近六分之一的中小学生体检，充分关爱青少年健康以及成长。

医院成立海上医疗救援队，进一步提升东海救助局海上应对突发事件的紧急处置能力，近两年在这一机制的作用下，医院急救创伤中心成功救治10多名在海上突发急危重症患者，践行了医院的社会责任。

医院广泛开展志愿服务各项工作，深入构建医务社会工作与志愿服务联动机制，打造了一支富有号召力、凝聚力、战斗力的志愿服务队伍，培育了一批全面关爱病患与社会特殊群体、促进全民健康的品牌项目，构筑了医患和志愿者的温馨家园。医院成立社工部，医务社会工作与志愿服务工作全面开展。医院每年通过多形式、多渠道，广泛动员医院职工、社区居民、各类院校学生及其他行业爱心人士积极加盟医院志愿服务行列，年服务量达20余万人次。通过组织党员、团员志愿者成立"健康宣讲团"，广泛开展健康科普、义诊咨询等公益服务，加强与社区、学校、企业、部队等合作共建，并且不断推动志愿服务项目化运作，打造爱心服务品牌。包括："门诊助医"营造温馨就医环境，广大志愿者常年在门诊开展咨询引导、就医陪护、维护秩序、打印报告等助医服务。实施特扶对象关爱行动。推出"大同锦理"公益项目，聚焦特殊群体送温暖倡导广大患者及家属爱心接力，以认领画作、爱心捐款形式去关爱帮助自闭症儿童及住院贫困患者。成立"大同馨苑"患者体验部，由医务社工整合院内资源，组织医务志愿者在院内外开展健康科普、健康体检及医疗咨询等活动。

开展对口支援帮扶。医院根据国家、上海市和浦东新区关于对口支援工作的部署安排，十年来，积极参与了援疆、援滇、援摩的医疗援建工作，分别与云南省腾冲县中医医院、云南省大理宾川县中医院、云南省大理宾川县人民医院、云南省大理剑川县中医院、云南省大理巍山县人民医院、新疆莎车县维吾尔医（中医）医院签订对口支援协议书，形成对6家医院对口支援关系，分20批共派出了356人次。

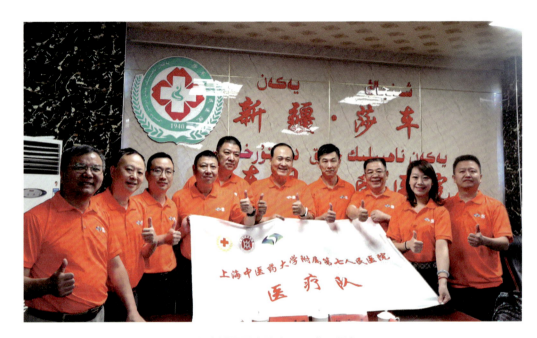

七院援疆医疗队（2019年8月）

稳固文化载体与基石

一、继承弘扬传统中医药文化

重视中国传统医学传承与创新。七院成立了中医药文化建设领导小组，以"价值观念、行为规范、环境形象"三大体系为载体，努力推行"大同文化"建设，充分体现中医药文化的"仁""和""精""诚"。

医院根据需求开展中医特定礼仪，如跟师仪式、拜师大会、成立名中医工作室、中医药文化社区、开展名中医大讲堂等。将中医文化与西医文化融合在一起，不断推进中西医特色的环境形象体系建设，修建了以宣传中草药特色的百草园，并在各病区开辟了中草药展示角；规划并重新改造了传统医学中心的门诊、病房楼；利用遍布院内的电子宣传屏广泛宣传中医药、中西医结合知识；修建宣传中医药文化的中医长廊；拍摄反映医院中西医结合发展的宣传影片等。进一步凝聚了院内核心文化，中医药文化深入人心，以中西医结合文化建设促进科室建设、医疗服务、学术研究、人才培养以及科学管理等各项工作水平的不断提高。通过打造文化，进一步提高中医文化氛围。在科室建设上，除了每个病区有中医元素外，重点在门诊楼和中医氛围浓厚的科室，如传统医学中心、肿瘤一科，集中体现中医药特色。医院还在院内开辟中草药特色展示的"百草园"，每一株植物上标明学名、药效，普及有关中草药知识。很多细节的地方由医院工作人员参与设计，通过参与医院的中医药文化建设让医院员工更有认同感，完成了从综合性医院到中西医结合医院的文化再塑与转型。

二、打造创新文化载体

医院致力于加强合作联动，推进区域共建，促进与外单位的优势互补。围绕"医企共建、资源共享、优势互补"的原则，与周边地区、单位开展合作。通过拓宽多渠道联系方式，为七院文化活动开拓交流、活动、学习平台。

团委及工会在青年活动上，组织文化活动，丰富业余生活，在寓教于乐中促进青年团员成长。通过历年组织开展系列活动，如电影沙龙、青年拓展、交友联谊、志愿行动等，实现"加强健康教育，塑造健康行为、建设健康文化"，围绕健康事业发展，主动服务大局、服务社会、服务弱势群体，助推完成梦想。

在医院品牌活动上，通过大同文化体系建设，形成了"大同论坛""大同锦理""大同健康""大同馨闻""大同馨苑"等文化品牌，以求同存异，兼容并蓄，海纳百川，中西合璧的共享、共谋、共进的大同理念。进一步增强了中医药文化底蕴，彰显中医药文化氛围，为保持发挥中西医结合特色优势提供有力的思想保障和精神动力。

三、形成文化制度

医院以团队文化为驱动，固化于制，在整规立矩中引导激励；融化于情，在约束激励中增强自觉。每年针对新入职员工发放《员工手册》并开展培训。《员工手册》内包含医院概况、医院文化、院纪院规、用工管理、请假制度及中医精髓，使全院上下形成共识，并转化为全体员工的自觉行动。同时坚持行为规范，立柱架梁，开展具有体现中医药文化的特定礼仪活动，如年度一次拜师仪式、一次名中医生日传承会、一次入职仪式、一次重温医师宣言、一次护士授帽仪式、一次形象礼仪规范月等活动，还建立"医院员工形象墙"，展现不同服务窗口员工的职业形象，树立医院正面形象，引领服务文化。

注重医院质量管理文化，医院质量是医院发展的生命线，医院通过强化建章立制，建立健全符合自身实际的制度体系，并与医院的文化建设结合起来，针对全院的工作制度、岗位职责、工作流程、应急管理、诊疗规范等进行了梳理，编印制度手册，下发到每个员工手中，在各自岗位中落实并执行，为医院推进制度文化建设打下了坚实的基础。强化全员培训，推进制度文化建设的全覆盖，在医院"德仁术精"文化氛围下，逐渐形成了"文化引领、循证管理、制度保障"的医院管理文化。对于医院各个位置，通过"5S"管理，在多部门的协作下，根据整理要求对就诊环境做整体规划，划定区域，定时整理，日常维护。通过行之有效的"5S"管理，营造安全、舒适、明亮的工作环境，养成员工良好工作作风，提高工作效率，进而确保医疗质量安全，在潜移默化中形成了"人人重视质量，人人参与质量，人人享受质量"的医院质量文化。

为了让医院的文化深入人心，变成医务人员的自觉行动，让自觉和文化结合起来，医院结合自身实际情况，制订了各部门岗位责任制度、人员管理制度、财务管理制度、工作绩效奖惩激励制度等一系列规章制度，对于重要事项及时公布在公示栏和OA系统上，规范了操作过程、明确了职责分工，体现公开、公平、公正，使全体员工养成了以制度为准绳的行为习惯，坚持全心全意为患者服务的根本宗旨和理念。

四、改善就医环境

随着经济社会的快速发展和居民生活条件的日益改善，人民群众对医疗环境和服务质量的要求不断提高，因此对于医院硬件的改造与优化迫在眉睫。医院经过十年发展，在硬件建设上不断投入，医院整体环境与流程得到显著优化。

2018年5月，医院康复医技楼（7号楼）正式落成。建筑面积约27 886平方米。结合新大楼楼层科室设置特点，医院配套设计特色中医药文化宣传内容，将中医药、中草药、中西医结合的特色治疗在显著部位广为传播。医院在每层楼面配备标准化示教室，并配有电教室进行综合使用管理与应用，为开展医学教育活动提供良好的场所。医院在7号楼3楼新建静配中心（PIVAS），年配置输液量约90万袋，目前已配备了自动分拣机，自动贴签机，智慧园软件系统和智能存储柜等智慧化设备，节省分拣时间，提高分拣准确率；同时利用PDA核对冲配扫描，实现药品闭环追踪管理，减少人工差错。输液集中配置后，减少环境污染，提高了药品配置质量，充分发挥药师的审方作用，促进合理用药；同时减轻了护士工作量，可集中精力服务好患者。医院在最好的地段（7号楼3楼观景房），打造了党建中心、院史馆、职工文化中心三位一体的文化阵地。党建中心的建立是落实党委领导下院长负责制的一项重要举措，它展示了历任党支部书记、医院党支部脉络、医院党员荣誉墙等，它的建立为我们医院增添了重要的党建文化阵地。院史馆结合医院90多年的历史，展示了七院的历史沿革、历任院长、大事记与医院科教发展等情况，也让更多的员工了解医院，获得更多的认同感。职工文化中心与工会办公室相融合，为员工提供无障碍、最贴心的服务；文化中心环境打造为茶吧式休闲模式，为员工新开辟了一块休闲学习的空间，也为科室团队活动提供了优质的场所，如科室庆生会、特定节假日活动等；与浦东新区图书馆合作，为员工提供便捷的图书借阅服务。

2016年7月，医院学术会议交流中心正式投入使用，它弥补了医院的一项空白。学术会议中心地上3层，建筑面积约1 314平方米。目前它已经成为医院各类重大会议的重要场所，更成为医院高级别学术会议的重要平台，成为医院一张闪亮的品牌。

2020年2月，8号楼完成全面的改造工作。包括一楼核医学科、二楼血透室、三楼肾病科病房、四楼肿瘤二科病房。本次改造涉及面积近4 500平方米，改造后医院该区域的医疗功能布局更加合理，增加了医院的医疗用房，有效降低了安全隐患，对于科室管理、医疗风险防范、提升患者安全等方面均有很大改善。

2021年7月，七院完成6号楼的大修改造工程。历时一年时间，医院完成了主体病房大楼6号楼的大修改造工程，涉及面积13 328平方米，主要为内科、外科系统病房。通过系统改造，各楼层环境明显改善，医疗用房布局得到优化，操作流程愈加合理，文化布置更加温馨，医院的综合实力得到加强，患者的满意度也越来越高。

同时为改善美化医院环境，医院实施"病房宾馆化、环境园林化"工程，利用医院宣传栏、文化长廊、公示栏、横幅标语等形式，医院以形象文化为驱动，始终推进中医药文化标准化建设。在医院庭院建设方面，院区内先后设立两个百草园，

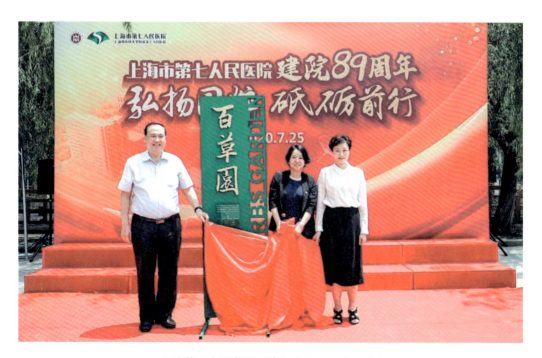

七院第二个百草图揭牌仪式（2020年7月）

共占地约800平方米，累计中草药百余种并配以药物功用等文字说明，做到观赏性与科普性相结合；在医院设华佗像、院训文化基石、中医文化长廊以及阴阳太极图形式的绿化造型等，门诊走廊及候诊区布置中医药文化宣传板（如：华佗五禽戏、十二时辰养生法和中医名家介绍等）宣传各类中医药知识；另外在电子显示屏内播放各科室专病介绍；中药候药区墙面制作中草药及中医名家宣传；科室住院部走廊内宣传栏包含科室介绍、名中医介绍、科室优势病种及中医特色疗法的介绍，还在住院部走廊内摆放中药草本植物角和墙上悬挂中草药标本，展示传播七院中医药文化，营造浓郁中医药文化氛围。

（卜建晨）

第三节　医院文化建设之成效

一、形成医院特色的文化核心价值

"德仁、术精"的院训，"患者信赖，员工幸福，社会责任"的医院服务宗旨，"做浓中医、做好西医、做实做特中西医结合"的医院使命，坚持"大健康、大康复、大智慧"发展方向，以上文化价值融入医院全方位发展中，标志着七院特色的文化核心价值观形成。

二、持续打造医院大同品牌

医院形成了"大同论坛""大同锦理""大同健康""大同馨闻""大同馨苑"等文化品牌，以求同存异，兼容并蓄，海纳百川，中西合璧的共享、共谋、共进的大同理念。进一步增强了中医药文化底蕴，彰显中医药文化氛围，为保持发挥中西医结合特色优势提供有力的思想保障和精神动力。

三、争创全国文明单位

医院现为"上海市文明单位"，当前正积极申报"全国文明单位"，通过抓实医院精神文明建设，对标创评标准，以满意度指标为抓手，聚焦服务流程、服务态度、环境设施、便捷就医等措施去改善和提升。2021年国家公立医院绩效考核指标中，患者与员工满意度评价指标为满分，位于全市平均水平以上。

（张红文）

第十章
建立医康融合理念

第一节　医康融合之我知

建立医康融合理念

医院特色是一家医院存在与发展的灵魂。继七院升级转型为三级甲等中西医结合医院后，寻求长远发展的定位问题就出现了，我们需要寻找自己独特的发展道路，形成医院特色。在"创三"起步时，正值上海中医药大学康复医学院计划将七院打造为大学的临床中心，当时我就思考：能不能做出中西医结合的康复特色？

其实"康复"由来已久，现在的康复科前身多叫作"理疗"科。在国外，尤其是在西方发达国家，"康复"自第二次世界大战以来，受政府关注与支持，服务弱势群体/失能人士（如中老年人、残疾人士），随着社会经济进步，全社会各人群都对其非常重视。但是在国内，一些客观问题的存在限制了康复的发展：一是康复医疗资源总量不足，特别是康复医师、康复治疗师稀缺；二是临床康复医疗服务能力不足，康复治疗项目覆盖的病种不够；三是临床医师的康复积极性不高，意识不强，仅有的康复资源没有得到充分利用；四是康复医保目录偏窄，康复收费项目价格偏低。因此，许多医院对康复学科的发展缺乏积极性，医院科室各自为战，大部分情况下，在患者的临床治疗期间只针对疾病本身，而忽略了早期的功能康复。

往往患者到了医院就忙着检查，忙着开刀，忙着出院。尤其是在骨科，有的患者甚至没拆线就出院了，后期的康复到底有没有得到训练和指导，不得而知。如果一个患者说："医生，你手术做得很好，但是我还是动不了。"这句话伤害性很小，讽刺性极大。针对这种情况，我们开展了早期康复介入，在给患者治疗之前、抢救之后，康复治疗师会第一时间介入。基于现实数据，存在早期康复介入的患者，出院后病程恢复进度更快了。另外，社区康复、家庭康复也有很大的提升空间，所以我觉得在不久的将来，康复不仅是一个科室的工作，而是全院所有的科室都可以开展的早期康复介入，尤其是神经康复、骨伤康复、重症康复、产后康复、心理康复等。

2016年起，国家每年都会从政策、医保、付费标准、服务模式出台支持康复的相关政策。2022年7月，上海市也发布了《关于印发上海市加快发展康复医疗服务实施方案的通知》。随着国家和社会对康复医疗重视度的不断提升，康复发展迎来了新机遇。自2016年起，七院先后成立康复科、康复医学部、康复治疗科、康复医学中心，建立"大康复"模式，到2020年由七院牵头的中国康复医学会大康复工作委员会筹备组正式启动，经过专家科学论证后，将"大康复"模式改名为"医康融合"模式，并于2021年7月23日正式成立"医康融合工作委员会"。我们不断强化医院近年来形成的诊疗特色，基于区域医疗中心，利用医联体的四级康复网络，引领浦东新区、上海市、长三角地区以及全国医康融合工作的开展。在此期间，上海中医药大学也为七院持续输送了优秀的康复医师和康复治疗师的新鲜血液，壮大了康复医务人员队伍。

此外，发展康复也是七院对公立医院高质量发展要求的积极响应。公立医院高质量发展的重点必须要从规模扩张过渡到注重内涵提升，从粗放管理升级到提高医疗效率，从建设医院硬件转变到提高质量效益，实现智慧化、精细化的管理。七院长期以来一直把康复科和肾病科作为国家级和上海市的重点学科。这些年来，我们已在"医康融合"模式下进一步扩优势、塑品牌，提升核心竞争力，不断完善医院的医康融合发展模式，全力推进医院高质量发展并取得新跨越。

打造康复医学中心

七院的康复医学中心，是以医疗为中心、教学和科研为支撑的一体两翼战略布局。为什么一定要做一体两翼？

一起看几个例子。相信不少人都听说过在我国台湾中部的秀传医院，虽然其外观陈旧、看似不起眼，但其管理理念却非常先进。秀传医院的魅力还在于它的国际化实训中心，这是由欧盟设立的临床医师的培训机构，是全球医生培训的"打卡点"。还有福州市的协和医院，拥有奥林巴斯腹腔镜的中国培训中心，主要对腹腔镜的应用进行教学培训，可以想象一下几十台奥林巴斯腹腔镜矩阵，是非常震撼的。我也深受触动，七院也一定要打造和医院发展特色相应的培训中心，建设国内一流的医康融合实训中心。

在教学上，七院采用"康复医师专科化、专科医师康复化"的队伍融合策略，康复医师必须通过专业化的培训，将院内仅有的康复医师分布到各个科室，到各个专科的业务岗位上同学习、同查房、同交流，提升他们的专科能力。与此同时，来自各个科室的专科医师也积极参加上海市康复医学会主办的"上海市提升康复服务能力建设岗位培训"，在完成培训并通过考试后，可以取得资质证书，随后他们就可以指导各个专科和康复治疗师开展临床康复工作。

在科研上，我们准备在七院的3号楼，建设临床研究中心（科创中心），包括两层研究型病房，以及一层与康复医工交叉相关的未来病房和生物力学中心。建成后，我们的医务人员和教学实训人员到了现场，就能知道未来康复技术和特色发展方向，鼓励全院医务人员，尤其是康复医学中心开展基于临床的科学研究，并在病房可以对临床药物、临床医疗器械等开展研究，称之为IIT（Investigator Initiated Trial）。

中西结合任重道远

我经常打个比方，上海诸多的"三甲"名院，它们仿佛是站在海边沙滩上独自看着一望无际的大海；而七院则好比站在山的缝隙当中看到海——没有出海的便利条件，我们需要从夹缝中寻找出海的路。要想突出重围，力量必须聚在一处才行，想要在中西医结合方面开拓出一个新的局面，康复是最佳方向。

现在很多医院都在探索做康复，但是像我们这种在"三甲"医院全面开展嵌入式、以康复治疗中心为平台，融入各个科室来开展中西医结合康复的，我认为，几乎是独此一家。但由于收费和人力成本不相符、医院考核指标有限制、患者恢复期长等问题，康复的发展也遇到了瓶颈。经过院内讨论，我们达成共识，要坚持我们的品牌，也要坚持我们的优势。七院的康复要有口皆碑，要用疗效来评判，要在费用上经得起检查。此外，我们建立了康复临床路径，利用信息化手段实现病案首页康复治疗自动生成以及分类统计，"住院康复治疗率""门诊康复治疗率"作为考核的主要内容。康复治疗师可以参与联合查房，提出建议和方案，他们更有成就感和话语权，同时有效提升了患者生活质量，大大降低了医疗成本，取得了良好的社会效益。

中西医结合康复方兴未艾，未来可期，我们七院要坚持中西医结合康复的道路不动摇。但关键是我们自己要明白什么叫中西医结合康复，什么叫医康融合，这条道路任重道远。怎么样把我们中西医结合的特色凝练出来，然后融入临床路径和治疗当中去，这仍然是一个持续、长期的探索过程。目前我们仍缺少真正精通中医的康复医师，如果我们中西医结合医院没有自己的理论体系，没有自己具体的治疗手段和方法，没有自己的效果评价，做出来那就还是西医康复的那套。

砥砺奋进，勇毅前行，中西医结合康复的发展我们要永远在路上，未来的康复一定要跟我们医院相契合，打出中西结合的品牌，争创一流。

医企结合医工交叉

在科技发展日新月异的时代，信息化、智慧化正在改变人们的生活方式。越来越多的医企联合、医工交叉的形式出现，作为现代医学协同创新的重点领域，无疑可以助力医康融合研究快速发展，也为建设上海国际医学科创中心夯实基础。目前已有广州一康医疗设备实业有限公司、上海傅利叶智能科技有限公司、上海钛米机器人科技有限公司、曦嘉医疗科技有限责任公司、西门子医疗上海创新中心、河南翔宇医疗设备股份有限公司等企业与我们建立合作。

其中上海傅利叶智能公司与七院康复医学中心深度合作，在七院联合打造"医康融合模式下的智能机器人康复医学中心"场景，该场景主要分为两个重点：医康融合与智能机器人康复。医康融合是将康复与临床等有关健康的各类主要和辅助治疗方式整合起来，作为对既往狭义康复治疗的补充。而智能康复则是利用现代化手段，让康复更加智能化、信息化和现代化。在院企深度合作的背景下，七院和上海傅利叶智能公司各自轮流派出团队骨干到对方团队中学习、交流和工作，共同就产品设计研发、产品升级改造、申报专利和投标政府研发项目等力争在医企结合上探索出更加丰富的工作经验，并创造成果。此外，广州一康医疗设备实业有限公司、河南翔宇医疗设备股份有限公司已经在为我们设计打造未来的病房。这些企业就是我们很好的依靠力量，有了他们的助力，可大大加快推动医院的医康融合发展。

（王杰宁）

第二节　医康融合之我行

建立基地联合地区

2012年，在上海中医药大学、浦东新区的大力支持下，七院与上海市中医药大学康复医学院建立院校共建"临床、教学、科研"临床基地，结合自身特色与中西医结合优势，将"康复"定位为医院的发展方向。对于上海中医药大学康复医学院与七院来说都是一个崭新的起点，上海中医药大学康复医学院既要充分发挥国际化、特色化、高水平的办学优势，迅速集聚高水平人才团队和各方面优势资源，又要进一步提升科学研究和临床转化能力，而此时，七院巧借东风，以上海中医药大学康复医学院为后盾，借助康复医学院品牌优势、人才优势和资源平台优势，解决在学生实习、人才引进、学科建设、平台资源产业转化等方面的瓶颈问题，带动医院换挡提速，转型升级，实现校院融合式一体化发展。自此，康复学科搭上了发展的快车道。

王杰宁院长强调医院需临床和教学双轨发展，上海中医药大学在七院设立康复医学院临床教研基地，为实习生、研究生、规培生、进修生提供专业细化的康复带教，通过主题培训、教学查房、病例讨论等常规业务学习，以及系列专项课程培训，额外打造的精品课程建设等，全面提升康复的带教水平。鼓励七院康复医学中心的骨干教师逐步参与康复学院部分理论授课，围绕重点发展"中西医结合康复医学"的理念思路，更多地参与到康复医学的理论课程体系中，打造康复特色教学品牌。通过不断的实践积累，在此基础上不断创新，将继续发展更多更有价值的现代与传统融合的特色治疗。为保障教学质量，进一步提升远程康复带教能力，于2021年成立虚拟康复教研室。同时，在上海中医药大学的引领下，七院科内医生及治疗师积极投身教学工作，立项课程建设、打造精品课程、参编教材、参加国内教学比赛、辅助学生临床技能大赛、辅导毕业论文等。七院在上海中医药大学康复医学院的指导带领下，以补短板、强弱项，固底板、扬优势，切实将各任务落地落实，给上海中医药大学交上一份满意的答卷。

在业务拓展及服务提升上，积极响应上海市政府实事项目"阳光宝宝康复服务"，七院自2012年起，为0～16岁智力、听力、肢体、视力、孤独症等残疾儿童提供优质儿童康复服务。2014年6月起七院接收浦东新区残联工作部署，为辖区内残疾人提供更好的康复服务，建立浦东新区残疾人康复辅具中心，为有需求的残疾人提供辅具器具需求评估、适配评估、辅助器具的适应性训练、效果评估等工作。自2015年起，继续提升残疾人康复服务，在浦东新区残联建设的智慧公共服务平台中，为残疾人提供专业康复咨询。

基于外高桥医联体、立足浦东新区北片区域，以上海中医药大学康复医学院为技术支撑，七院作为牵头单位，联动沪东医院、金高中西医结合医院两家二级综合性医院，高桥、高东、高行、凌桥、浦兴、曹路、沪东七家社区卫生服务中心，以及医联体所辖街镇居委，建立了外高桥医联体下的康复服务网络，形成纵横向联动共建、与区域医联体补位发展的模式，为居民提供更为优质、便捷的中西医结合康复服务，辐射面积达100平方千米，服务人口超过80万。七院并在医联体范围内建立了中西医结合卒中和骨伤联盟，完成了卒中和股骨颈骨折分级康复诊疗流程的建立，同时进一步形成了脑卒中四级康复体系建设以及中西医结合康复诊疗规范，建立了"中西医结合卒中康复分级诊疗方案与服务技术规范的专家共识"。七院定期派康复人员下居委会进行人员管理，社区学科共建模式中以松散型学科共建模式为主，定期制订康复医师、中医师、康复治疗师到社区进行技术指导和帮扶。曹路社区卫生服务中心和高行社区卫生服务中心分别于2021年和2022年先后取得上海市社区康复示范点，作为七院医联体及康复四级网络成员单位中的一员，未来将在临床医疗服务中建立更加紧密的康复协作。

赋能康复医学中心

自从七院提出"做浓中医、做好西医、做实做特中西医结合"的医院发展策略以来，七院不断完善战略规划，于"十四五"开局之际确定以发展康复医学中心为主体，智能化、规范化的临床研究中心（科创中心）和实训中心为两翼的"一体两翼"研究型医院建设的战略发展。

搭好建设研究型医院的"新框架"，按照研究型医院建设指南做好顶层设计。在顶层设计上采取"内优外联、内外互动"的策略。内部优化：形成以康复学科为中心的重点辐射特色的院内学科群落、共享试验资源、联合申报课题、联合申报专科基地、科研结果互认；外部联合：增加康复医学以及其交叉学科的交流频次与深度、扩大医康融合范围、联合申报康复医学相交叉课题、联合医工、医企研发设备、获得不同层次的经费支撑。一方面做好外联，即"走出去"；另一方面做好引进，即"请进来"。医疗教学科研一体两翼，以坚实基础，构筑康复平台，基于继续教育基地、实训中心、转化医学楼，正在筹备建设研究型、教学型、智慧型未来康复病房和生物力学中心。

发展特色的中西医结合康复。康复是从西方引进的重要医疗手段和方法，但是传统医学是我国医疗重要瑰宝，所以，中西医结合康复治疗是康复发展的重要分支，在临床治疗中将手法治疗与推拿相结合、运动治疗与针灸相结合、理疗与中药相结合、针灸与康复动态结合等；另将经典传统治疗与现代脑科学、医学影像技术相结合，如肌骨超声引导下的针刀治疗、超声引导下的穴位注射等，将传统功法与现代机器人结合，制订出中西医结合康复流程，包括患者中西医诊断、康复治疗流程及护理方案，并探索多专业诊疗康复技术协同融合模式，包含康复医师、中医医师、康复治疗师、营养师、心理治疗师、护士等医务人员共同参与的，为病、伤、残患者提供"一站式"的中西医结合康复诊疗服务，在临床康复治疗的基础上，以全面综合评定和系统分期评定为基本原则，突出中医疗效评定和康复量表评价即中西医结合康复的特色治疗效果。

医工与医企携手并进

医工交叉是未来我国康复智能产业升级，康复治疗质量提升的重要抓手。张江傅利叶康复智能港作为国内自主知识产权的整理式、一站式、全方位式的智能康复设备组群，正是医工融合成果的重要体现。七院每周派康复医师、康复治疗师去张江科技园学习，强强联合，通过先进技术应用学习，让设备更好地辅助治疗师，提供了精准化的评估和服务，实现患者全周期、全部位的康复训练，能够满足多种患者的康复需求，推动了医学与工学、理学等不同学科之间的渗透和融合，共同解决了医生们在临床实践中提出的真实问题，破解了医学领域科技成果转化之路上跨领域融合难的关键问题，助力我国智慧康复发展。我们要大力推广医工、医企合作。

科技创新满足不断提升的社会康复需求，跨学科的合作发展顺势而生，智能技术越来越多地投入到临床康复中，康复工程、康复设备是其重要落点。

目前，上海七院与上海傅利叶智能科技有限公司、曦嘉医疗科技责任有限公司、上海傲义电子科技有限公司等企业的各种交流活动都已经常态化开展，全面打通了医院与企业之间的交流合作渠道。通过聚焦需求、跨界整合，产出了一批具有核心技术价值的原创性成果，例如：与上海傅利叶集团就个性化上下肢机器人研发项目完成了大量的成果转化，成为首款为国人个性化定制的中西医结合康复智能机器人。目前，七院通过医工交叉、医企融合在影像数据分析、多中心磁共振影像学开展、纳米材料、人工智能、机器人康复器械等开展大量医工协同工作，实现了临床医师和康复治疗师专业优势与理工科企业技术优势的强强联合，搭起医学技术需求与研发两端顺畅沟通的阶梯，有效提高了医疗健康领域科技成果转化的精准度。

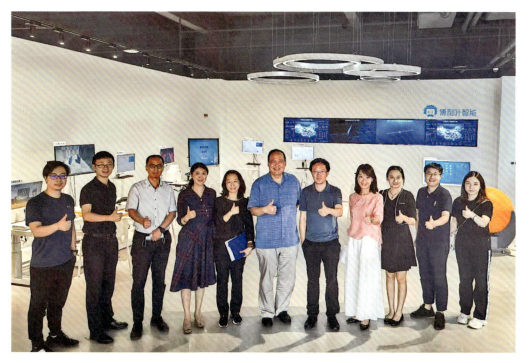

王杰宁院长带队赴上海傅利叶智能科技有限公司参观交流（2021年7月）

医康融合树立推广

2021年7月23日，七院获得中国康复医学会批复，同意中国康复医学会医康融合工作委员会在上海成立。借助于中国康复医学会平台，七院在全国树立和推广医康融合模式，医康融合工作主要有8项内容组成，即"八大融合"。

一、队伍融合

"求木之长着，必固其根本"，人才队伍的建设至关重要，运用"专科医师康复化、康复医师专科化"的策略，构建一支由临床医师、康复医师、治疗师、护士组成的专业队伍，通过医康融合诊疗方案、临床路径、疑难病例讨论、综合技术管理等开展MDT诊疗工作。在2016年，全院仅有康复医师5人、治疗师20人，到2022年，全院除了有康复医师17人、康复治疗师41人之外，另有获得康复资质的西医临床医师225人，完成康复执业范围加注的中医医师86人，占全院医师60%。

二、技术与管理融合

"崭新学术骋神奇，首凭科技占优先"，基于现代科学技术的快速发展，临床康复工作的管理不能守旧不变，利用大数据、信息化技术和智能手段，通过评估电子化、病案首页信息化、记录无纸化、质量智能化打造现代智慧化医康融合管理。对照中医"国考"指标，制订七院康复考核指标。如门诊康复治疗率对应门诊中药饮片比例，门诊康复治疗均次费用对应门诊中医非药物治疗比例，病房康复治疗率对应住院中药饮片使用率，每床康复日均费用对应住院中医非药物疗法比例等。

三、现代康复与传统医学融合

"继承发扬、兼容并蓄、传承开拓"，中医是我国民族文化的瑰宝，需重视、挖掘、整理、提高祖国传统医学的康复治疗方法。为进一步提升院内传统康复内涵，借助浦东新区"中医药改革试验区"建设的东风，引进黑龙江省名中医唐强教授"针康同步"的康复理念，同时加强中医康复与现代康复整合，引进现代康复技术，推进康复技术创新。将现代康复与传统医学相融合，建立中西医结合特色的康复示范病房。

四、门诊与出院融合

全流程的康复服务必须以患者为中心（client-centered），通过对"区域智慧健康管理平台"的打造，能够对患者门诊、住院、出院进行一体化流程化康复管理和随访。在门诊，临床医生对患者进行门诊诊断收入院，入院时康复医师进行康复评估，与此同时，中医医师、PT治疗师、OT治疗师、ST治疗师、心理治疗师、职业治疗师、假肢矫形工程师、护士、护工共同参与康复计划的制定与实施，出院后对患者进行门诊随访，利用区域智慧健康管理平台（随访系统）帮助医院医生做好患者诊后的管理和数据收集工作，并且支持社区康复团队做好社区康复与随访，随着系统内患者信息的不断积累和完善，能够更好地做好资源支持，让患者更好地融入社会和家庭。

五、"医康养"融合

"夕阳无限好，人间重晚晴"，上海的康复发展，一直是走在全国前列的，要建设"老年友好型社会"，不仅要"适老"还要"助老"，在此过程中，在医疗—康复—养老融合下，医联体内的"康联体"建设是重要的抓手。基于外高桥医联体、立足浦东新区北片区域，以上海中医药大学康复医学院为技术支撑，七院作为牵头单位，联动沪东医院、金高中西医结合医院两家二级综合性医院，高桥、高东、高行、凌桥、浦兴、曹路、沪东七家社区卫生服务中心，以及医联体所辖街镇居委，建立了外高桥医联体下的康复服务网络，形成纵横向联动共建、与区域医联体补位发展的模式，为居民提供更为优质、便捷的中西医结合康复服务，辐射面积达100平方千米，服务人口超过90万。以七院为中心，联合医联体单位、康复护理院、养老院打造医康养的四位一体的医康养融合模式。

六、医工融合

"齐力同心、合作发展、共创未来"，在国家大力推行"研究者发起的临床研究（investigator-initiated trial，IIT）"的大前提下，以临床研究中心（科创中心）为载体，对接大学康复研究所、上海傅利叶智能技术有限公司、翔宇医疗、广州一康医疗设备实业有限公司等康复设备公司，进行康复技术及设备的创新、研发及转化。打造生物医学工程中心、中医智能康复教育部工程研究中心、智慧养老中心、脑科学研究中心。

七、医教研融合

医疗教学科研一体两翼，以坚实基础，构筑康复平台，基于继续教育基地、实训中心、转化医学楼，正在筹备建设研究型、教学型、智慧型未来康复病房和生物力学中心。2015年至今，承担国家级康复课程项目11项，围绕"神经康复、肌骨康复、心肺康复、康复工程、康复护理等"，设计系列课程并打造教学品牌，共计培训学员2 158人次，学员分布全国11个省市，有组织开展科研活动和学科建设。

八、小融合到大融合

在过去的几年中，七院一定在探索、实践、总结医康融合的工作经验，并将其凝练为可以复制推广的医康融合模式和理念。为更好地宣传和推进医康融合工作，在七院2021年9月—11月，中国康复医学会医康融合工作委员会组织开展了第一届医康融合十大价值案例评选活动，评选活动共有来自全国41家医院投稿，收集共66个案例，相关新闻报道达到7.4万阅读量和转发量。评选结果除了经15位专家评审，也由5.3万人投票参与，总投票数达52.8万票。在此过程中，七院也在不断学习，以七院医康融合的特点，同时吸收全国各大医院医康融合模式优点，将七院打造成为集全国医康融合精品的医院，成为可复制、可推广的典型。将医康融合模式规范化并推行至全国。

医康融合该模式重在加强对全体医务人员康复医疗基本知识的培训，增强康复医疗早介入、全过程的意识，将康复理念贯穿于疾病预防、诊疗、康复等全过程。以提升康复医疗服务能力为核心，重点加强各类科室的早期康复，早期介入。鼓励创新开展康复医疗与外科、神经科、骨科、心血管、呼吸、重症、中医等临床相关科室紧密合作模式。以患者为中心，强化康复早期介入，将康复贯穿于疾病诊疗全过程，提高医疗效果，促进患者快速康复和功能恢复。2020年，七院"中西医结合三级医院康复一体化模式及社区联动平台的构建"获得上海康复医学科技奖二等奖，医康融合模式得到康复界的同道认可。

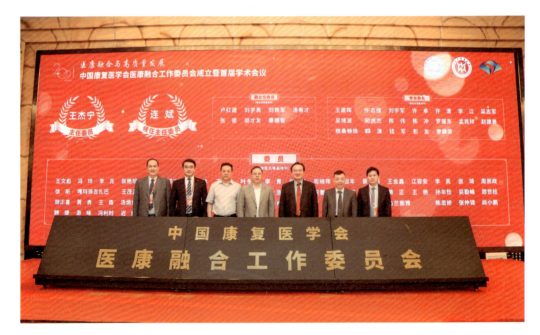

医康融合工作委员会成立大会（2021年7月）

随着国家《"健康中国2030"规划纲要》等一系列健康政策落地，康复医学在中国蓬勃发展、日新月异，学科规模、人才队伍、行业前景等都迎来了最佳的发展时期。在这一重要阶段，中国康复医学会为全面、系统、客观地记录和反映中国康复医学重要理论、临床实践、创新技术等重大进展和重要发展成果，为康复医学科技工作者提供丰富、精准、科学的数据和资料，为政府有关部门政策的制订提供有力决策依据，为康复医学持续科学发展提供有力支撑，将启动《中国康复医学会年鉴》编纂工作。在过去近两年里，上海市第七人民医院作为医康融合工作委员会的挂靠单位，在医院院长王杰宁主任委员的带领下，积极地探索并推广医康融合模式的建设，打造多元化、精品化、特色化的交流活动，将可以复制推广的医康融合模式和理念不断总结完善，积累了丰富的经历和经验。在此过程中，七院的工作也获得了总会的认可，《中国康复医学会年鉴》编纂工作意义重大，任务艰巨，而七院实力水平不断提高、康复医学工作特色逐步明显、专业人才队伍实力不断提升，为此总会将此项光荣艰巨的任务交给了七院，在2022年10月，七院成为《中国康复医学会年鉴》编纂办公室挂靠单位，标志着七院康复医学将承担更多的国家级的使命与责任，同时标志着我们的学术地位和综合实力又迈上一个新台阶。时代呼唤担当，实干成就未来，七院着眼于长远、团结一致、齐心协力，积极开展年鉴的编纂工作，并邀请上海中医药大学杂志社的资深编辑担任外聘专家，该工作于2023年全面启动。

（吴绪波）

第三节 医康融合之成效

2021年4月，七院获批成为中国康复医学会全国继续教育培训基地；同年7月，七院获得中国康复医学会批复，作为主委单位成立医康融合工作委员会；7月，获得中国康复医学会心血管疾病预防与康复专业委员会的心脏康复培训基地；7月，在上海举办第一届中国康复医学会医康融合工作委员会学术年会暨成立大会；10月，七院获得"第一届全国医康融合十大价值案例"优秀案例。

临床医师康复化，康复医师专科化。2016年，全院仅有康复医师5人，治疗师20人，到2022年，全院除了有康复医师17人、康复治疗师41人之外，另有获得康复资质的西医临床医师225人，完成康复执业范围加注的中医医师86人，占全院医师60%。作为一家三甲综合性医院，2022年全院病房康复治疗率最高达到33.4%、门诊康复治疗率达2.1%，全院年度康复医学总业务量达6 564万元。

医工交叉，医企融合。以临床研究中心为载体，分别与上海中医药大学康复研究所、上海傅利叶智能科技有限公司、上海钛米机器人科技有限公司、深圳曦嘉医疗科技有限责任公司、河南翔宇医疗设备股份有限公司、广州一康医疗设备实业有限公司等康复设备公司，进行康复技术及设备的研发及转化。成立"国家教育部上海中医药大学中医智能康复教育部工程研究中心—上海市第七人民医院分中心"。

2013年至今，除了全部开展上海市常规的23项康复技术外，还实施康复新技术，如：低温热塑板—矫形器制作、经颅重复磁刺激治疗脑卒中、手法引流消肿治疗淋巴水肿、放散状体外冲击波治疗、非手术脊柱减压治疗等。

2015年至今，医院承担国家级康复课程项目11项，围绕"神经康复、肌骨康复、心肺康复、康复工程、康复护理等"，设计系列课程并打造教学品牌，共计培训学员2 158人次，学员分布全国11个省。

从2017年至今康复相关学科建设经费达8 859万。承担科研以及学科建设项目50余项，发表SCI论文100余篇，影响因子达165.45。基于继续教育基地、实训中心、转化医学楼，正在筹备建设研究型、教学型、智慧型未来康复病房。

2022年，随着医康融合模式逐渐被同行认可，医院成功举办第二届中国康复医学会医康融合工作委员会学术年会，年会上标志着七院的康复医学发展逐渐由临床专科向研究型专科转型发展。2023年，七院作为医康融合工作委员会成功举办2022年中国康复医学会综合学术年会"医康融合分论坛"，将既往经验形成了"医康融合建设基地评价方案专家共识"，并进行发布。

2022年10月，七院成为《中国康复医学年鉴》编纂办公室的挂靠单位。

2022年12月，七院的《综合医院临床康复服务标准化试点》项目获得上海市市场监督管理局的标准化试点项目立项。

（周欢霞）

第十一章
搭建健康管理平台

第一节　健康管理之我知

关注生命全周期

目前，国内有许多医院设置了健康管理中心，医院的健康管理迎来了前所未有的发展契机，"健康管理"成为炙手可热的新名词，很多医院把体检中心略做整合，改建成为"健康管理中心"。2016年中共中央国务院印发《"健康中国2030"规划纲要》提出，以提高人民健康水平为核心，以普及健康生活、优化健康服务、完善健康保障、建设健康环境、发展健康产业为重点，加快转变健康领域发展方式，全方位、全周期维护和保障人民健康。

七院作为区域医疗中心，如何做好周边群众的健康管理，这是一个值得探索的新领域，我们在2018年就将治未病科与体检中心整合成立健康管理部，2019年将年富力强的原党政办主任陈娇花调任健康管理部担任主任，整合营养科、医联体办公室，创建了中西医结合的健康管理特色学科。2020年，将新成立的互联网医院办公室纳入健康管理部合并管理，利用"互联网+"作为抓手，打造属于七院的特色健康管理部。

作为区域医疗中心，七院要从以"治病为中心"向"以人民健康为中心"转变，从看病延伸到区域百姓的健康管理，需要"画好同心圆，建好共同体"，真正做好医联体区域联动。我们把医联体和互联网医院的管理纳入健康管理，以此为抓手在区域内开展健康管理，医院的健康管理被赋予新的内涵和外延，这就是我院独创的"大健康"模式。"大健康"模式引入"未病先防、已病早治、既病防变、瘥后防复"的治未病理念，结合现代医学营养管理理念，将健康体检与"治未病"、营养学相结合，针对周边居民，在开展项目齐全的西医健康体检之外，增设了中医体质辨识、中医经络检测等中医特色体检项目，形成健康体检、检后追踪、异常预警、中医干预、营养干预、互联网医疗为一体的全周期健康管理模式，提升健康管理内涵。这样的大健康学科建设，紧跟区域医疗中心定位，作为新兴学科，是七院未来健康管理发展的全新理念。

　　跟随国家及上海的党建工作指引要求，我们同区域的几个街镇都签订了党建引领的区域健康促进联盟，探索搭建区域内各类单位的"大同健康联盟"，形成院外—院内联络通道，做好区域内各类单位的应急保障、医疗保障、中西医结合健康宣教、中西医结合健康保健等工作，提供直通、便捷、优先、优质的中西医结合医疗服务。同时，我们把健康服务、互联网医院云诊室服务等也作为健康促进联盟工作的实质内容，将健康促进落到实处，也成功借势将互联网医院云诊室建设成为浦东地区的具有代表性的家门口健康服务项目。

健康管理的困境和未来

　　政策导向明确、行行津津乐道的健康管理，直到现在，仍然没有收费项目，公立医院开展健康管理，很多时候只是为了体现公益性和履行社会责任，创造的效益寥寥无几。我认为，蓝海就在眼前，如何度过这段尴尬困窘的时期，值得我们深思。我觉得，健康管理必须先立足当下，再着眼未来。

　　目前，我们社区医联体的工作表面看起来为零效益，但是我们着力打通医联体双向转诊、患者回流的院外院内诊疗通道，提升患者就诊体验，形成区域内健康人群的中西医健康管理闭环。同时，着力打造医联体内的康复网络，医联体社区虽然没有配置康复治疗师，但我们安排本院的康复医师、治疗师，自带干粮下沉到社区，针对有需要的患者开展系统的康复治疗，收获了口碑占据了先机。只有现在就搭建好以医联体为基础的健康管理网络，才有可能在未来形成医院的区域健康管理品牌。

　　"互联网+医疗"产生了医疗行业的新业态，互联网医院随之诞生，医疗服务的含义亦多了一个维度。互联网时代，可以反映出一个医师的维度大幅扩展，利用大数据信息，出院患者的忠诚度、互联网上有多少粉丝、特需商保患者粉丝数量等等，这些都成为衡量一个医生优劣的指标。互联网医院，正是信息技术带动时代转变的最新井喷口，应当引起我们广大医务人员的重视。

　　互联网医院目前真正能实现有效持续运营的不足10%，叫好却不叫座的原因涵盖了政策限制、技术投入、受众单一等多方面的原因。但是，互联网医院现有的粉丝其实就是未来我们医院忠诚的患者。互联网医院改变了公立医院服务的人群与区域。利用互联网医院，我们不仅可以面对区域老百姓，还可以覆盖整个上海市甚至外省市，距离不再是问题。但同时，因为医疗行业的特殊性，诊疗、检验检查、住院手术等过程还是要落在实体医院上，只有我们这种医院开设的互联网医院，才能实现患者从"线上"到"线下"的转诊。

　　所以，如何发挥互联网医院的特点，我们有很多思考。将互联网医院与健康管理相结合，利用互联网为抓手，开展区域常住及慢性病患者的健康管理，成效应该非常明显。七院引进了国医大师李佃贵，在健康管理部成立了李佃贵国医大师工作室。如何借力国医大师李佃贵？李教授有《中医浊毒论》等著作，发表学术论文100余篇，有着卓越的理论底蕴。借助我们健康管理研究所、区域医疗中心，探索浊毒理论与治未病理念相结合，利用周边人群的健康大数据开展相应的分析研究，寻求区域健康管理的新路径新抓手，提升中医可及性，是极有可能形成七院健康管理独特的学科特色的。同时，他的中医浊毒理论融合到当代科学、当代医学的前沿上来，于新冠肺炎防控与救治相结合与临床各科相结合，也能更好地打造我们医院的学科特色。

2021年，七院获批成立了上海中医药大学健康管理与产业发展研究所。与大学其他研究所不同的是，七院的健康研究所是把全院的力量整合起来的综合性平台，如何借助大学的力量开展整个中医系统的健康管理模式研究，是我们后期要重点探索的内容，我们希望借助研究所全生命周期健康管理的模式研究，形成可复制、可推广的中西医结合健康管理模式范本。同时，利用区域医疗中心的特点，在区域范围内探索健康产业的合作研究，形成中医领域健康产业的突破点。

（王杰宁）

第二节　健康管理之我行

组建健康管理部

七院积极推进健康管理建设，于2018年率先成立健康管理部，完善组织建设，将治未病科、体检中心、营养科、中医综合治疗区、互联网医院、医联体办公室整合，进一步提升区域健康管理能级，积极推动医院健康管理学科的建设与发展。借助地处保税区的地理优势，依托健康管理理念，健康管理部发挥中医治未病学科优势，持续提升中西医结合服务能力，于2020年建成全国级健康管理示范基地、区域性中西医结合健康管理中心，确立卒中后抑郁、肥胖、慢性疲劳综合征为优势病种和主攻方向，在治未病的基础上，发挥健康管理中西医特色，开展健康管理专业市级重点学科建设的工作。

健康管理部发挥治未病科学科优势，在院内外积极开展健康宣教工作。以区域内防治康一体化中医治未病为核心，主攻开展中医预防保健服务，代谢综合征及并发症的防治、糖尿病及并发症的防治、亚健康与身心疾病的防治等，开展健康信息的采集、中医体质辨识及评估工作，以体质辨识、健康指导、建立健康档案为主体，建立患者体质档案、定期进行健康指导，形成区域中医治未病管理服务网络，为群众提供全程的中医健康管理服务。未病先防、既病防变、瘥后防复——以中医药"三防"思想为指导，形成独具特色、丰富多样的技术方法服务体系。

在治未病科与中医综合治疗区融合的基础上，积极推广应用中医预防保健技术，如膏方、针刺、灸法、穴位贴敷、火罐、推拿、中药足浴、中药茶饮等，深化中医内涵，进一步提升中西医结合服务能力。在医联体办公室的配合下，加大对外辐射，开展健康促进活动，举行大型的健康教育宣传活动，发放各种宣传资料，宣传版面，健康教育培训，下社区为社区健康促进志愿者进行健康知识的业务培训，做好产业员工的职业体检和健康体检。在院外服务对象中探索开展健康咨询服务（"健康小屋"），利用咨询、体检、体质辨识、体质评估等多种形式，直接将健康送达公司、厂房，输出并扩散健康管理理念。

2022年，健康管理部引进国医大师李佃贵，以李佃贵国医大师为学术带头人，王杰宁为学科带头人，建设以"浊毒理论"为核心的中西医结合全程健康管理学科模式，由治未病科引领学科建设，体检中心探索中西医结合全程健康管理模式运营，营养科做好前中后段全程营养教育以及跟踪管理，医联体办公室履行区域医疗中心医联体的管理职责，汇总健康大数据，进一步整合互联网医院配合随访系统开展线上健康管理拓展，构建基于5G技术的区域医联体协同智慧健康管理平台，实现面对点、点对面的全过程、全周期健康管理跟踪模式。

成立健康研究所

2021年9月22日，为推动大学科研工作和学科建设，促进中医药传承和创新，围绕国家战略需求发挥中医药的独特作用，上海中医药大学、上海市中医药研究院充分肯定七院前期健康管理学科的建设基础，批复成立健康管理与产业发展研究所，研究所设立在七院，研究所所长为王杰宁。作为七院首家研究所，承担的是上海中医药大学系统健康管理研究的重大使命，希冀依托研究所开展具有中西医结合特色的包括预防、治疗、康复在内的全生命周期健康服务可推广模式研究，联动区域医联体的社区卫生服务中心，探索可复制可推广的预防、治疗、康复3个阶段中西医结合特色干预管理，形成具有品牌效应的智能化健康产业链，促进中医药健康产业的稳健发展，通过医工结合平台加强与企业的合作，依托中医大资源制定健康产品的理论标准，研发推广中医药健康产品，为中医药健康产业的发展贡献力量。

为了配合健康管理与产业发展研究所建设，七院启动了中西医结合转化医学大楼（3号楼）改造，建设一层科创平台、两层研究型病房和名医工作室，促进医工结合内涵建设，加速企业转化项目落地研究所。

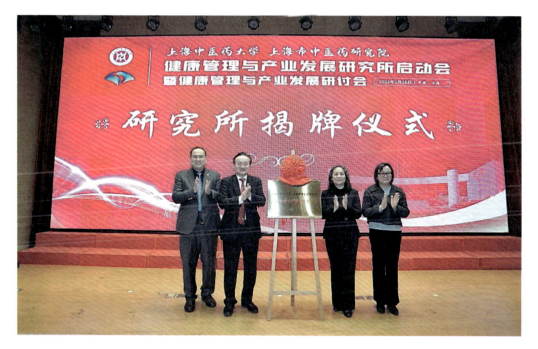

健康管理与产业发展研究所揭牌仪式（2022年2月）

立足区域医联体

七院健康管理部首次建立了以"体检中心"与"治未病"为中西医结合健康管理两翼、区域医联体为健康管理载体的创新性中西医结合健康管理模式。借助"未病先防、已病早治、既病防变、瘥后防复"的治未病理念，制订了针对不同人群的中西医结合特色养生、调理、诊疗方案。

在此基础上，创新整合"互联网医院"纳入健康管理部运营管理，利用"互联网+医疗"，推动区域内慢病健康管理，应用"互联网医院"线上全流程就诊与患者管理系统"随访系统"相结合，打造院前健康跟踪、院中疾病治疗、院后疾病随访、长期康复干预为一体的具有七院特色的中西医结合的大健康服务模式。同时，医院依托健康管理部建设区域"大同健康联盟"，打通院内—院外联络通道，构建应急保障、医疗保障、健康宣教、健康保障一体化的健康管理工作模式，开展慢病筛查和管理，走出医院开展各类健康宣教、合理用药、绿色通道、中医体验、康复指导等，提高广大百姓对"治未病"理念的认知，并根据四时气候的变化情况，调节宣传内容，持续开展各种传统节气的养生宣传区中医药传统治疗手段。健康管理部成立近4年中，直接服务113 525人次，有效提升了区域健康管理成效。同时，健康管理部注重研发中医健康干预、中医健康服务信息及健康宣教等产品研制，研发了系列健康产品，部分产品已完成成果转化。

此外，针对七院周边自贸区功能社区云集的特性，健康管理部在周边功能社区和居民社区内建立起针对慢病人群、亚健康人群、健康体检人群三大人群的区域内个性化健康管理服务菜单，形成评估、干预、管理、追踪的闭环式健康服务流程，选取森兰国际社区内的森兰商圈建立"中医治未病健康服务点"，开展功能社区内健康管理示范点健康管理服务探索，并作为常态化工作持续开展。服务点定期进行治未病俱乐部相关活动及各项健康宣传讲座，提供中医干预服务，包括健康咨询与指导、茶疗、食疗方案，将大众喜闻乐见的各类中医、中药、康复治疗等内容展示推广，定期连线"互联网医院云诊室"为大众提供健康咨询，同时结合互联网新媒体，利用"大同健康云课堂""大同健康名医堂"等视频直播录播科普课程提升周边人群健康素养。

搭建互联网医院

随着"互联网+医疗健康"的快速发展，在线医疗场景的持续刷新，给市民百姓带来越来越多的就医便利，在新冠肺炎疫情期间亟须启动互联网问诊的大背景下，七院按照《上海市互联网医院功能规范与建设指南》率先完成了互联网医院信息平台的搭建，2020年9月，"上海市第七人民医院互联网医院"通过审批，办公室设在七院健康管理部。

互联网医院依托于医联体内的数据互通互认及区域医疗中心数据共享，通过开展远程联合门诊、远程会诊/多学科会诊、双向转诊、远程查房、病例讨论、远程教学实现院前、院中、院后服务一体化闭环。利用互联网医院，开始探索扩展医联体业务服务范畴，实现上下联动，更好地做好社区居民的健康管理；线上精准预约增加患者就医便捷性，提高患者满意度及获得感。

医院也在持续开发互联网医院新功能，优化线上就诊流程，秉承一网通办的发展理念，竭力打造线上线下相融合的智慧医疗服务生态体系，先后实现了足不出户的在线免费咨询、在线复诊、复诊续方、检查预约、在线支付（医保）、药品配送、报告查询、自助核酸、体检预约、电子票据等系列功能，有效保障居民日常健康需求。同时，互联网医院组建了线上"导诊+医师+药师"团队，形成集医疗、医药、医保相结合的健康服务闭环，充分借助、发挥三级医院专家、专科、专病特色，涵盖预防、保健、医疗、康复、健康教育等服务内容。

2022年，七院深入探索"互联网+中医药"线上延伸服务，开拓"线上+线下"一体化检查预约平台，打造"门诊+住院"线上全流程通路，有效减少就医往返次数及等候时间，全面保障居民享受到更加专业化、普惠化、便捷化的线上医疗健康服务。加强区域健康管理，利用互联网医院、医联体等途径，做好线上、线下平台患者的导流，上线区域健康管理系统，做好出院后的随访、体检筛查阳性人员的后续跟踪，提供全过程全生命周期的健康管理。

此外，互联网医院以满足周边居民健康需求为根本出发点，携手区域内医联体及周边大型企业、学校、街镇、居委、为老年服务机构等提供远程诊疗——"云诊室"服务，探索医疗服务新模式，实现线上线下一体化的健康管理服务体系。

（陈娇花）

第三节 健康管理之成效

医院成功入选国家首批40家"全民健康管理示范医院"；完成健康管理信息平台的建设（尤其是健康小屋）；建立中西医结合特色的"个人健康体检档案"；七院先后6年获得"上海市健康体检质控督查优秀单位"荣誉称号；先后被评为浦东新区健康管理示范点、上海市中医健康管理创新试点、国家健康管理学科建设和科技创新中心等。

医院与自贸区周边107家企事业单位签订医疗服务合作协议，近4年期间，服务累计12万人次。

七院深入探索"互联网+中医药"线上延伸服务，开拓线上+线下一体化检查预约平台，打造门诊+住院线上全流程通路，有效减少就医往返次数及等候时间，全面保障居民享受到更加专业化、普惠化、便捷化的线上医疗健康服务。2022年，互联网医院（手机端）服务患者35.72万人次。

2021年9月22日，上海中医药大学、上海市中医药研究院批复成立"健康管理与产业发展研究所"，研究所设立在七院，王杰宁为研究所所长。2022年2月16日，"健康管理与产业发展研究所"在七院顺利召开启动会，研究所是七院首个校级研究所。

（卜建晨）

第十二章

医院信息化系统建设

第一节 信息化系统建设之我知

医院信息化系统建设布局

当前,我们正处在信息化的时代,5G、大数据、云计算、人工智能、物联网等技术高速发展。布局信息化系统的建设,搭上信息技术这艘快船无疑会给医院的发展带来更多机遇。

初到七院,第一次走进我们医院的电脑房(信息科前身),我整个人目瞪口呆。屋内电缆纵横交错、乱七八糟,几台随时可能停机的电脑作为医院的核心服务器,运行的应用系统主要以收费为业务核心,建设时间超过了10年。2012年,我们借助浦东新区信息系统的综合改造项目,以建设电子病历为核心的医院信息系统为目标,对全院的信息化软硬件进行重建,医院信息化系统的项目以此为契机,一步一步从沙砾堆上建起来的。

医院信息化系统的建设一定要整体设计,分步实施,先易后难,先急后缓,这必须是医院一把手抓的工程。医院的信息化系统绝无可能"自下而上"倒着建设,不能是哪个科着急使用、哪个科主动提出需求,他们科室的信息系统就先建设。"自下而上"的建设,各个信息系统就成了一个个孤岛,一个个烟囱。数据与功能,相互之间不连通。

信息化系统建设的第一责任人必须是需求提出部门,系统建设、推广、使用过程中要充分发挥主体责任部门的积极性。责任部门在信息化建设上容易存在一些错误的认知:一是没有自己的一套想法。有些主任说要添置信息化系统,但是要问他:"你需要信息化做什么?怎么做?怎么实现信息化的管理?要分析哪些数据和指标?这些指标从哪里来?用哪些指标考核科室?要跟科室的哪些方面挂钩?"他们却无言以对,其实这些他们并没有想好。二是贪大求全。比如人事管理系统,市面上各家医院通用的系统拿来改一改就可以了,明明20万的软件改改可以用,但是有些科室主任就是想要个100万的,实际上100万的软件大部分的功能他都不去使用或者不会使用。三是很多主任误以为自己部门的信息化建设是信息科的事情，不是自己的事情。比如有些科室增加了信息化系统，但是还得让信息科来教如何使用，这显然是说不过去的。所以主体责任非常重要，一定要想清楚了、想通了再来提需求。建设信息化是自己科室的事情，建设好之后如何管理、使用也是自己的事情。电脑是跟着人脑的，自己都没想好的事情高端的设备也解决不了，用了信息化系统也不代表能力水平就提升了，所以要去更新自己的知识结构。

不做第一个吃螃蟹的人

七院的信息化建设、电子病历互联互通，智慧医院的建设几乎是从白纸开始。在信息化和智慧化建设方面，我坚持不要去做第一个吃螃蟹的人，医院的信息智慧系统还是需要成熟的产品，哪怕这款产品推出时间久了，但是只要适合、好用就行。

免费的东西往往是最贵的。很多公司研发的新系统会希望由一个或者几个医院来做试验，如果我们去当"小白鼠"的话，可能前期投入的成本比较低，但是后期的管理成本极高，在不断地试错的过程中，也会打击所有相关使用人员的积极性，后续工作就会很难推进。

七院现在使用的系统都是相对成熟的，比如电子病历系统，都是经上海多家医院成熟使用过的。一个系统用的单位多了，如果使用过程中大家发现的问题是一致的，研发公司也会投入精力来优化，如果使用的单位不多，利润少、投入跟不上，很可能这个系统就被边缘化了，这对我们是极其不利的。所以医院的信息化、智慧化建设一定要随大流、随主体，千万不要做第一个吃螃蟹的人。

信息化制度建设和专业人才培养

七院的信息化建设有两个很好的制度：信息例会和信息管理委员会。比如疫情期间的报告传输、门诊便捷就医遇到的问题在信息例会解决，解决不了的问题上升到信息管理委员会，信息管理委员会的基本职责是研究我们医院重大的决策和信息化的投入问题。医院的信息化投入始终是个动态无底洞，需要掌握好日常维修改造费和医务人员收入的平衡，若有重大改造需求则还需要寻求政府的支持。

随着医院信息化工作的不断深入，仅仅凭借信息科的力量是无法满足日益增长的信息需求的。医院要发展，信息化要发展，人才队伍少不了。这不仅仅需要更多的公司和人员参与进来，构建信息支持网络，医院的各个科室，也要有相对专业的人员，熟悉信息化领域。可以说不论哪个科室，都需要有自己的核心骨干深入了解信息化系统工作的原理。但是，让医疗卫生专业的人去精通信息系统还是挺难的，隔行如隔山。所以，我们培养的"小鸭子"后备干部，分成科研组、临床组、运营组、智慧组几大方向，这样每个科室在各个方向都有相关的人才。另外，七院的信息科的队伍也比较特殊，他们的职称和薪资待遇都有一定限制，所以七院也要解决他们在职称上的问题，另外在待遇上给予特殊的激励政策，稳定队伍。

建设智慧医院

2018年以来，国家密集出台了一系列标准和要求，使得"智慧医院"建设范围和方向更加明确，以智慧管理、智慧医疗和智慧服务为重点方向的智慧医院建设，离我们越来越近了。随着互联网技术的发展，数字化转型工作的深入，在上海，看病模式正发生根本改变。不带医保卡可以看病，手机在线支付实现"零排队"，这种改变还在往更便捷、更智能的方向继续升级。七院便捷就医、自助导航等智慧医疗系统也紧随时代步伐迭代升级。七院还与多家人工智能公司开展各类合作，在医疗领域开展智能化研究。七院"十四五"规划中，"大智慧"理念的提出，就旨在进一步消除医院信息孤岛，利用AI辅助诊疗，更新医院智能护理、药房和消毒等系统，做实智慧医院。未来，我们还要建设整合大健康、大康复、大智慧、中西医结合的全周期智慧医院服务体系。

七院迈过转型初期的砥砺困顿，走过"十三五"期间的学科做强和团队锻造阶段，另辟蹊径，差异化发展，争取将管理和服务做到极致。在"十四五"阶段，希望七院在上海甚至全国，在特色化的中西医结合医院的精进之路越走越好；"大健康、大康复、大智慧"是七院面向未来的核心发展理念，这一次我们必须做出品牌，做出特色，这将是我们实现弯道超车的机会。

（王杰宁）

第二节　信息化系统建设之我行

构建信息化项目的框架

2012年，在新医改的政策背景下，结合《三级中西医结合医院评审标准实施细则（2012年版）》的评审要求，经自评医院现有信息化底层架构设计落后，无法满足不断提高的医院信息化要求，大大制约了医院管理效能的提升。如何重构系统是一个难题，医院通过对标评审细则、院内自我评估来确认改造范围，以自上而下的顶层设计为构建思路，坚持"以患者为中心"的理念，全面改造现有信息系统，来支撑医院未来几年的业务发展和管理提升，解决信息系统中存在的各类问题。建设内容由底层的硬件机房重建、服务器和存储系统增设，和上层的软件应用的升级改造，并在系统改造的过程中充分结合云计算技术。

项目整体建设，持续了近5年的时间。首先改造的就是基础设施建设，机房从原有的5平方米，1台普通挂壁空调、2个机柜、8台服务器，扩大至45平方米，并配有双路电源，4台精密空调、16个机柜、40台服务器、烟感报警、门禁等设施，符合B级机房建设标准，安全等级三级标准。随后进行软件系统的整体升级，通过HIS系统、门急诊系统、住院系统、电子病历等系统的改造，LIS、PACS、RIS等其他辅助临床系统的重建与整合，使得临床业务更加规范和便捷。OA办公自动化系统、科研管理信息系统、成本核算、领导决策支持系统、绩效考核等管理工具的建设，逐渐推动了管理部门从粗放型管理逐步转变为精细化管理，管理工具的使用，也带动了管理部门的管理思路：如何更高效的形成一套事前、事中、事后的监管诊疗行为，如何对医院使用的资源进行更精细的管控。信息集成平台，临床数据中心的建设解决了医院数据孤岛的问题。对各应用系统规范统一接口，接收各应用的数据，整合患者诊疗信息，形成患者电子健康档案，提高系统运行效率、可管理性、充分提高数据的利用率。

在项目建设过程中，充分贯彻了"转型发展，管理先行"的思路，建立了以院长为第一负责人的信息管理委员会，同时，通过委员会共同决策，确定每周定期召开信息例会，由分管医疗和信息的院领导每次参加会议，医务、护理、门办、信息科作为固定参会对象，其他临床和职能部门根据实际需要参会。该会议制度的确立，旨在明确信息化管理流程及责任分工，同时向职能、临床参与者传递信息化理念。以上会议管理的制度和要求，一直延续至今，效果显著，信息管理委员会年度召开不少于2次，信息例会不少于40次。全院上下都逐步达成一个共识：信息不只是信息科一个部门的事情，与各部门都息息相关，所有部门都为了同一个目标共同努力。

信息化建设项目的完善

随着专项项目建设的不断推进，后续如何规划新的信息化建设思路，如何紧跟新时代新医疗的发展，是医院要思考的。通过翻阅相关政策文件、与同行相互交流学习、了解国内外信息化医疗的建设经验，最后在信息管理委员会的一致决策下，确定该阶段的建设方向：医院将紧跟国家要求和标准，围绕信息安全等级保护、互联互通成熟度评测、电子病历分级评价等标准开展建设，通过这种以评促建的方式，来更好的保障医疗质量和安全，提高医疗服务效率，改善群众就医体验。

2017年，医院在精细化业务管理上下功夫，患者360视图的建设，全面打通门诊与住院的诊疗信息。落实病区的用药及输血闭环管理，实现智能药库房条码化管理，通过一系列建设和改造，不断打磨临床业务流程，参评并顺利通过HIMSS EMRAM六级评审。

2018年，医院按照国标要求，完成了505个基本数据字典定义，集成28个厂商应用系统，建设全院ESB系统集成平台，SSO统一用户管理平台。经过全院不断流程梳理和信息软件的持续性优化，七院顺利通过了20项健康档案数据集标准化测评要求、20项档案共享文档标准化测评要求、25项个人信息档案数据集标准化测评要求等多项测评指标，达到了国家卫健委信息中心组织的互联互通成熟度测评四甲的标准。

2019年，结构化病历得到了深入应用，病案首页实现内容质控，落实住院病史三级质控管理，全面推进临床辅助决策，提供临床诊疗规范、合理用药、检验检查手术等一系列知识库。全院共新建5大应用系统，包含26个功能模块，完成10余个历史软件系统合计近60个功能模块的配套改造。在全院上下的共同努力下，于年底顺利通过了电子病历分级评价测评专家的现场评审，符合5级标准要求，为七院后续的临床、管理、科研工作打下了坚实的信息基础。

信息化医院的建设

2020年9月23日，七院正式获得由上海市卫健委颁发的互联网医院牌照，依托于互联网医院、院内数据互通互认及区域医疗中心数据共享，通过开展线上复诊、远程会诊，双向转诊、院中、院后服务一体化闭环；打造云诊室，扩展医联体业务服务，与七院实现业务联动，上下结合，更好地做好社区居民的健康管理；精准预约，增加社区患者就医便捷性，提高患者满意度及获得感。

2021年，医院运用互联网＋、5G、人工智能等先进技术，使传统医院逐步向智慧医院转型。医院的信息化方向转变为更加关注各科室的智慧化需求，在医疗、管理等方面开始探索不同程度的智慧化建设。方便自助医疗付费，开放多种门诊预约服务路径，减少患者排队次数。医院陆续建设的住院药房分拣机器人、医学影像科AI辅助医疗决策系统、护理智慧病区相继在人工智能大会上亮相。智慧医疗已逐步在各个科室开展使用，释放人力，提高精准度，降低医疗隐患。

2022年，数字化转型建设仍在继续，便捷就医2.0七大场景建设完成，数据治理工作越来越被各家单位重视，数字资产价值挖掘、元宇宙的概念渐渐成为热门话题，信息化的建设永远在路上。

　　智慧医疗、智慧管理与智慧服务是智慧医院建设的重要组成部分，其目的是助力诊疗流程的规范化、诊疗行为的提质增效以及诊疗服务流程的节能高效，进而提升患者的就医体验。七院从方便患者、方便医生、方便管理、方便政府等四大方便角度，将探索智慧服务、智慧临床、智慧管理这三方面模式统一整合后，建成未来智慧医院，逐渐在创新未来医院数字化转型模式，促进高质量发展工作的道路上越走越宽。

（陈　铭）

第三节　信息化系统建设之成效

　　近10年来，七院的信息化建设取得了一定成绩，获得了电子病历系统功能应用水平分级评价五级医院、国家医疗健康信息互联互通标准化成熟度等级四级甲等、信息系统安全等级保护三级等一系列证书。

　　信息系统覆盖临床使用，业务管理，患者服务，智慧楼宇等各个纬度。全院各个科室已经尝到了信息化的甜头，从原来的扞格不入到后来的欣然接受，再到现在的倒屣相迎。目前七院应用软件系统数量已经超过了120个。其中临床类应用占用1/2，管理类应用占1/3，服务类应用为1/6。

　　根据艾力彼医院管理研究中心当年公布的"2020年中医医院100强"榜单，七院的成绩再创新高，位列全国"2020年智慧医院HIC100强"第44位，每年排名稳步上升。

（陈　铭）

编后语

人生天地之间，若白驹过隙，忽然而已。2023年，我已步入花甲之年，顾盼谛视学医行医之路，感慨颇多。抚今思昔，与医学结识已40年有余，其中，对我人生影响最大有两处转折。

第一个转折点是1981年我从青年学生成为一名军人。我在第二军医大学军医系完成本科学习，1986～2005年先后在北京总后309医院做普外科医生、在第二军医大学附属长海医院担任质量管理办公室主任，在第二军医大学担任临床管理处处长。朝乾夕惕，砥砺自勉，在长海工作期间，从事质量管理的同时在第二军医大学卫勤系取得了卫生事业管理硕士学位；在第二军医大学期间，参与组织并开展全军首批三级甲等医院的评审，参与"军字一号"信息化的工程，组织编写第四版军队《医护常规》，这些都为今后我开展医院管理工作奠定了基础。军队就像个大熔炉，锤炼并塑造了我的思想和精神，让我的工作水平和专业能力得到了长足的进步，也给我以后的医院管理生涯蕴蓄奠基。

第二个转折点是2006年我从部队转业来到浦东新区。来到一个新的地区开展工作，不了解这个地区的人文风貌是不行的，谈及此处，我忆起昔日一位老领导的赠言："你要先融入浦东，然后才能改造浦东。"这对我触动颇深，谨在此聊表谢忱。在浦东新区工作期间，我抱着这样的理念，希望把医院管理的理论和方法落到实处，并做到切合浦东新区的实际情况。凭借浦东新区改革开放的东风，特别是在国家中医药发展综合改革试验区项目的实施期间，我历任浦东新区社会发展局卫生处副处长、医政管理处副处长、中医药发展与科教处处长及上海市第七人民医院院长，我将之前积累的理论和工作想法在浦东新区改革的热土上得到了充分的发挥。

星霜荏苒，居诸不息，我在七院担任院长已满十载。十年间，我将我的工作汇集为三份答卷：一是带领全院完成了医院的转型，使之位列国家三级甲等中西医结合医院第一方阵；二是带领七院成为上海中医药大学的附属医院，医教研均取得了长足的进步；三是我们跻身医院高质量发展的行列，取得了"国考"A+的好成绩，位列全国中西医结合医院第三。我想，能取得如今的成绩，离不开3个方面的影响与支持：首先，我要感谢国家中医药发展综合改革试验区给了我们这个机遇；同时，也要感谢在工作中始终给予我指导和帮助的各级领导和老师，这些成绩离不开他们的言传身教；最后，必须要指出，这些成绩的取得离不开七院党政班子强有力的领导，更离不开全院同志的努力，所谓众人拾柴火焰高，正因为同志们的上下一心，大家围绕着一个目标，拧成一股绳，心往一处想，劲往一处使，我们才能取得这样的好成绩。

凡是过往，皆为序章，以上即是我对这十年工作的小结。除此之外，特别鸣谢全体编委，大家白日临证、夜间笔耕，克服诸多困难，确保了本书的高质量编写。我相信这十年来，七院发展的点点滴滴必将汇聚成为中西医结合医院转型发展的一个成功典范，为我们国家中医药发展综合改革试验区建设添上浓墨重彩的一笔。

最后，再叨扰读者朋友片语只言，书里提到一些相关的政策，我的理解未必很透彻，有些地方不一定列述的足够精准，援引的学术观点与现有政策和实际情况不一定完全契合，非常欢迎各位同道提供宝贵意见或建议。此外，由于我个人工作作风和个性使然，难免在工作中要求较为严格，刚毅有余而和婉不足，难以达到所有人的期望，还望海涵。希望通过本书的内容，能同各位读者进行一个深入地沟通，如果能够给读者朋友带来毫末启悟或助益，实乃荣幸之至。

癸卯年正月寒冬书于申城

致谢

┃年春华秋实，十载砥砺奋进。《筑梦大同——上海市第七人民医院转型发展十年记》是总结上海市第七人民医院这十年来的发展经验，展现实践成果，特此编纂出版的一套精品图书。自2022年，中宣部连续召开"中国这十年"系列主题新闻发布会，总结自党的十八大以来以习近平同志为核心的党中央团结带领全国人民，在各行业十年来的发展变化成绩。同时，2022年也是上海市浦东新区开放第三十二年。作为全国改革开放的排头兵和先行者，近十年来，浦东新区发生了翻天覆地的变化，经济建设和民生事业实现高质量发展，尤其是医疗卫生事业跨越式加速前进，医疗改革大刀阔斧、破冰探路，浦东新区作为国家中医药发展综合改革试验区，在这十年里不断强化中医药医疗体系建设，推动中医药服务能力提升，开创中医药事业蓬勃发展的新局面。为响应国家号召，宣传医院的发展业绩，凝聚共识，鼓舞人心，在我的提议下，经过院领导班子研究同意，从2022年9月开始，上海市第七人民医院组织编纂本套图书。

十年来，七院完成了从二甲综合性医院到三甲中西医结合医院的转型升级，成了上海中医药大学附属医院，达到了医教研全面协调发展，中医内涵不断充实和提高，逐步形成了具有自身特色的中西医结合医院发展模式。不仅连续六年入围全国中医医院百强榜单，在国家三级公立中西医结合医院绩效考核中位列第一方阵，还入选首批"公立医院高质量发展辅导类试点单位"。深耕厚植、厚积薄发，每一次前进的背后都是"七院人"脚踏实地、勤勤勉勉的付出，每次取得新的突破，都是一个团队共同发挥智慧的成果。在此，我要特别感谢上级领导的关心与指导，兄弟单位的帮助和支持，以及七院同事们的理解和信任，十年来他们和我一起共同经历这段逆水行舟、奋楫勇进的岁月，力争不断地实现七院的改革创新与发展之梦，这套书和他们有着千丝万缕的关系，在一定程度上也是因他们而生。这一套书是七院发展历史长河中的沧海一粟，为了还原这十年来医院快速发展的真实面貌，尽管编委们秉着严谨细致的态度，但在编写过程中难免有一些疏漏，还望海涵。

本套书共4册，分别是《转型发展篇》《学科人才篇》《大同文化篇》《我知故我行》。套书中很多内容都是基于多维度的视角才得以提出构架并完善，因此这套书的完成需要的支持是全方位的。整套书的研究与编纂工作，从上海市卫健委领导、上海中医药大学领导、浦东新区领导，到上海市第七人民医院的老领导、行政领导班子、院内外专家、套书所有编辑包括在内，共有260多位同道深度参与其中。这些编纂人员的专业领域和学科背景分别涉及公共卫生管理、临床医学、卫生统计学、信息技术学、新闻学等多个学科，在撰写过程中，大家分工协作、共同努力，付出了大量的时间和精力，为套书提供了必要且可靠的历史事件真实数据以及经验总结，他们的专业能力以及昧旦晨兴勤勉工作的精神令我感动。在此，对参与这项工作的贡献者们以表感谢！

《转型发展篇》，讲述了七院在从二级综合医院转型发展成为三级甲等中西医结合医院的道路上医院科室开展重大专项工作的实践与体会，这是七院交给国家、上海市以及浦东新区的一份答卷。回看转型发展的道路，当年与七院所有员工共同"创三"的那一段岁月往事一幕幕浮现在我眼前。有以孙晓明、范金成、李荣华、李新明、顾建钧等局领导牵头的浦东新区卫生局"创三"领导小组；有上海中医药大学时任校长陈凯先、书记谢建群、副校长施建蓉等反复来院现场调研考察并给予指导；最令人敬佩的是时任上海市卫生局领导徐建光、沈远东、郑锦、张怀琼、胡鸿毅在政策上给予大力的支持和倾斜，协调支持我们"创三"，最令人难忘的是与我们朝夕相处、并肩作战的"战友们"，有当时以我和时任七院党委书记王山、徐玉英等为班长的领导班子，还有负责本册书编写的主编林研副院长、马慧芬主任、王晨副主任等，但奉献者们远远不止他们。碍于篇幅，我无法在此一一列举，如果没有他们辛劳付出，七院就不可能转型发展成功，更不可能获得如此多成绩和荣誉，在此，我要致以深深的谢意。

《学科人才篇》，介绍了七院近十年以来在"十二五""十三五"及"十四五"所做的工作，包括医院发展规划、学科体系建设、人才培养以及如何打造优势的学科集群与人才高地，并归纳总结了学科建设和人才培养的理论、规划、实践和成效。在这期间内，需要特别感谢我们分管学科人才建设的副院长刁枢、工会主席夏伟和人事处林鸣芳、陈奇处长，还有参与此书编写的科研处叶颖处长及其团队竭尽心力的付出，他们在整理、收集、汇总以及编撰这本书的相关内容方面做出的莫大帮助，感荷高情，非只语片言所能鸣谢。

《大同文化篇》，主要是邀请了上级领导、专家、职能部门、后备人才以及员工等从不同角度反映医院在这十年里，克服重重困难、勇于突破创新、凝聚而成的七院文化和精神风貌。在此，感谢医院的党委书记成就，党委副书记、副院长李剑，还要感谢历任党政办负责人的赵德明、陈娇花、邵红梅、胡聃，现任党政办负责人马慧芬、陈桂君、司春杰，以及主要供稿的科室主任、副主任、护士长、后备人才等，尤其令人感动的是，叶景华、李家顺两位荣誉员工，用笔底春风的文字赋予了七院辞喻横生的形态，还有七院一批批名誉专家：朱雪萍、叶玉妹、顾小华、张丽葳、施倩、宋黎涛、庄少伟、路建饶等不辞辛苦，是你们用生动地勾勒出七院这十年记忆里的一幅幅画面，让我们看到了七院别样的一面。

《我知故我行》，是我本人作为七院的院长，将这十年期间所学、所感、所悟的管理思路与方式方法进行的总结。希望这些想法与做法，能为有意在医院管理方向发展的同志们提供一些浅见和参考。同时需要特别鸣谢张国通老院长为我们"创三"打下的坚实基础，还有这些年来，与我攻坚奋战参与七院"创三"和转型发展的周一心、王澎、郝薇薇、李福伦、杨培民、刘忆菁、王德洪等时任院领导，以及时任党政办陈娇花主任、现任马慧芬主任以及卜建晨副主任等全体编委，是你们在编写期间克服诸多困难，才确保了本书的高质量编写，诸荷优通，再表谢忱。

落其实者思其树，饮其流者怀其源。在本套图书编纂期间，我们得到了领导们的全方位关心以及大力支持，其中包括本书的名誉顾问沈远东、郑锦、张怀琼、孙晓明、范金成、李新明、李荣华，名誉总主编徐建光、胡鸿毅、白云等专家教授。此外，我们要感谢七院的荣誉员工上海市名中医、时任七院副院长叶景华教授，原第二军医大学校长李家顺教授，感谢七院首席研究专家上海中医药大学陈跃来教授、单春雷教授、赵咏芳教授以及长海医院朱德增教授等朝乾夕惕辛苦付出。同时，为确保相关内容的真实性、专业性，我们还特别邀请了上海中医药大学杂志社常务主编白玉金教授对丛书进行了审核，他对本丛书的编纂以及定稿发挥了重要的作用，在此表示诚挚的感谢。最后，感谢世界图书出版上海有限公司，感谢负责本书的责任编辑胡青以及其他编辑在审校、排版、设计中精益求精地辛劳付出！

十年风雨，十年成长，十年的辛勤努力，化作一路芬芳。再次对所有参与本书指导、撰写和出版的工作人员表示深深的谢意！

上海市第七人民医院院长

癸卯年阳春书于申城